大量の突然死・ガン・
後遺症をもたらす

コロナワクチン「毒」からの脱出法

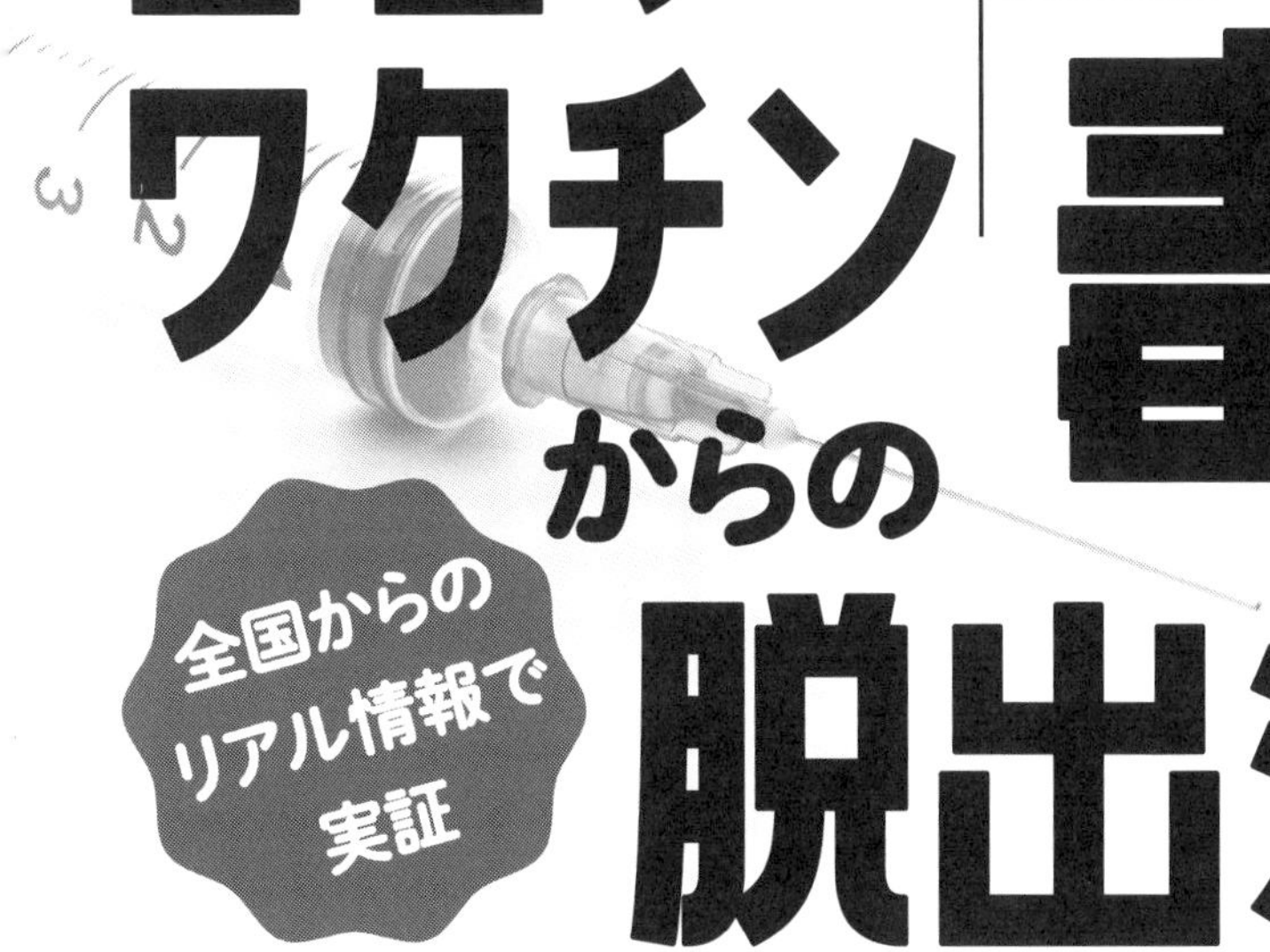

全国からのリアル情報で実証

医学博士
小島弘基［監修］

長寿食・予防医学指導者・実践脳科学提唱者
松井和義［著］

鍼灸師
田中正剛［協力］

コスモ21

カバーデザイン◆中村　聡
本文イラスト◆石崎未紀（キャッツイヤー）

はじめに

世界に先がけ、コロナ遺伝子ワクチンの実験国にされた南アフリカ共和国を除くと、タンザニアをはじめとするアフリカの多くの国々はコロナ遺伝子ワクチン（以下、本文中では遺伝子ワクチンと略称）を接種していません。

なのに、新型コロナウイルス感染の第2波も第3波も出ていません。一方、ワクチン接種が2回目、3回目、4回目と進んだ欧米や日本では感染が第2波、第3波、第4波、第5波、第6波、第7波、第8波と終息の見えない状態が続いています。

しかも、遺伝子ワクチンを接種した国々では変異株が次々と登場し、遺伝子ワクチンを複数回接種してもコロナに感染しています。それも、一度ならず変異株が登場するたびに何度も感染したり、重症化したりするケースもあります。

逆にワクチンを一度も接種していない人の場合は、たまたま一度は感染しても、それによって自然免疫が増強され、二度と感染することはありません。

普通なら環境衛生が悪く、貧困や栄養不足、粗末な医療体制という状況にあるアフリカの国々こそ感染が広がるはずなのに、まったく逆になっています。いったい、これはどういうことなのでしょうか。

その最大の理由は、期待に反して遺伝子ワクチンが、人間が本来持っている強力な自然免疫システムを破壊しているからです。

コロナ感染が始まったころ、死亡の直接原因は肺炎症状などの呼吸不全がいちばん多かったのですが、ワクチン接種がスタートしてからの状況はまったく違ってきました。2022年2月の第6波で毎日200人から300人以上が死亡しました。第7波では8月9日から9月9日までの1カ月、毎日200人から350人が死亡しました。第8波では、2022年12月下旬から2023年1月下旬にかけて毎日250人から520人が死亡しています。

これらすべての死亡状況を見ますと、その大部分は、高齢者施設でクラスターが大発生し、施設に入居している男性75歳以上、女性80歳以上の基礎疾患を持っている後期高齢者でした。しかも、直接の死因は肺炎ではなく、持病（基礎疾患）の悪化によるものです。

一方、自宅にいてワクチン接種をしていない高齢者で基礎疾患がなければ、もし感染しても死に至ることはほとんどありません。どこに違いがあるのでしょうか。

もっとも注目すべきことは、高齢者施設に入居している方のほとんどは遺伝子ワクチンを3回目、4回目と接種していることです。今は5回目を接種しています。つまり、ワクチンを接種すればするほど新型コロナウイルスの変異種に感染し、重症化・死亡する率が高くなるとしか考えられないのです。それは、ワクチン接種によって免疫システムが破壊され、基礎疾患（持病）が一気に悪化してしまうからです。その結果亡くなっているわけです。これこそが真相です。

未だに政府は「コロナウイルスの変異株に感染して多くの人が死亡しているので、ワクチンを打って予防しましょう」と宣伝しています。しかし、真の原因はワクチンの複数回接種にあります。ワクチンを接種しなければ多くの場合、重症化や死亡には至りません。

もし一度は新型コロナウイルスに感染しても、症状は風邪レベルか季節型インフルエンザレベルで収まり、その結果強い本物の免疫力がつき、次からは感染しなくなります。このことがわかってきたから、欧米では2021年12月から2022年1月の3回目接種で止まってしまいました。とくにイスラエルは4回目接種をまったく行っていませんし、米国や西欧でも4回目接種はほとんど止まってしまいました。

ところが、思考停止したように5回目接種を国を挙げてやっているのは世界中で日本だけです。

遺伝子ワクチンの接種をくり返すほど、人間が本来持っている強力な自然免疫システムは破壊されていきます。くわしくは本文中で解説しますが、最大の原因は、ワクチン接種により、新型コロナウイルスのスパイクタンパク（ウイルスの表面から突出したタンパク質の構造体）の遺伝子設計図ｍＲＮＡが人体に持ち込まれることです。

それによって、筋肉細胞内や全身の血管内皮細胞内で作り続けられるスパイクタンパクは、血流に乗って全身に移動し、血管壁に突き刺さります。その結果、血管がダメージを受けて基礎疾患がいっきに悪化します。最悪の場合は死に至るのです。

また、このスパイクタンパクは10ナノメートル（10万分の1ミリ）という極小のため、細胞内で人体に必要なエネルギーの95％を作っているミトコンドリアの細胞壁に突き刺さり、ミトコンドリアの活動を妨害します。その結果、エネルギー不足に陥った細胞は、生き延びるためにガン細胞に変異します。

それだけではありません。遺伝子ワクチンにはガンの原因にもなる重金属など何百もの化学物質毒が入っているものと思われます。

厚生労働省が毎月発表する人口動態統計速報を見ますと、２０２１年2月のワクチン接種スタートから２０２２年末までの2年近くの死亡数は、それ以前の同期間と比べて20万人前後多くなっています。

くわしくは本文中で紹介しますが、その内訳はワクチン接種当日から40日以内の突然死が5万人前後、厚労省へはまったく報告されていない高齢者入居施設でワクチン接種後に亡くなった基礎疾患のある後期高齢者が5万人前後、ワクチン接種後のガン細胞異常増殖によるガン死が5万人前後、血管の老化による臓器不全による突然死が5万人前後です。

遺伝子ワクチンの大薬害はまだはじまったばかりです。体内で作り続けられるスパイクタンパクと、体内に入ってしまったワクチンの化学物質毒をそのまま放置しておけば、今後2年、3年、4年、5年とかけて、その被害は何十倍にも何百倍にも増えてゆくでしょう。また、まだ未発達である赤ちゃんや子どもの免疫システムは大打撃を受ける危険性が高いと思われます。

一方、ワクチン接種を受けていない場合は安全かといいますと、残念ながらそうではありません。ワクチン接種により体内で作られ続けるスパイクタンパクや体内に蓄積される化学物質毒が呼気や体液、母乳などを通して周りに拡散され、非接種者の体内に入って血管や肝臓などにダメージを与えるからです。これを「シェディング（排出）」といいますが、とくに赤ちゃんほど影響を受けやすいでしょう。

今必要なことは、実際に起こっていることの真実をしっかりとらえることです。そして、ワクチン接種によって体内で増え続けるスパイクタンパクを分解し、ワクチンに含まれる化学物質毒を解毒することです。そうしなければ、一生涯人体に影響し続けるでしょう。

本書がそのための方法を示す確かな案内書になれば、これ以上嬉しいことはありません。

さあ、いっしょに真実へ至る扉を開きましょう。

松井　和義

コロナワクチン「毒」からの脱出法……もくじ

序章　遺伝子ワクチンの接種が抱える大矛盾

1章 遺伝子ワクチンがもたらす被害はこれからが本番
——大量の犠牲者が出ることもあり得る

(二)ワクチン接種による二次被害　

2章 「コロナワクチンによる感染予防」は100%真っ赤な嘘！

3章 遺伝子ワクチンは血管とミトコンドリアを破壊する自爆装置だった！

4章 ワクチン接種の被害を解消する秘訣は原始ソマチッドの徹底活用

終章 新型コロナウイルスは「光」をもたらす

序章

遺伝子ワクチンの接種が抱える大矛盾

遺伝子ワクチン1回目接種で下半身不随になった40代の男性

遺伝子ワクチン被害に関しては、政府に都合の悪い情報は報道されないようです。まるで戦時中のようです。そんななか、名古屋圏の地元テレビCBCの報道番組「チャント」は遺伝子ワクチン被害について毎週のように取り上げています。

令和4年9月1日夕方に放映された番組では、大石キャスターがワクチン1回の接種で下半身不随になった40代男性を直接取材した様子を放映しました。その男性は、令和3年8月15日にモデルナ社の遺伝子ワクチンの接種を受けました。

このときは、とくに副反応は無く、3週間は普通に生活をしていました。ところが9月4日、突然40℃の発熱と頭痛が出ました。13日からは容体が急変し、意識が無くなりました。そして16日に、ワクチンによる急性散在性脳脊髄炎（ADEM）と診断されました。これは免疫細胞が脳を攻撃する自己免疫疾患の一つです。

そのまま意識不明状態が続き、やっと意識が回復したのは11月上旬でした。ところが、意識は回復したものの下半身の神経はマヒして下半身不随となり、腕の力でしか動くことができない車イス生活になりました。意識は回復しましたが、ワクチンを接種したときから意識が回復する11月までの記憶はすべて飛んでいます。

下半身不随のまま通院とリハビリ生活が今も続いています。当然、仕事もできず、高校生の息子も家族も苦労しています。国の保証もなく、毎月かかる20万円から30万円の医療費も自己負担（これまでの総額約280万円）です。住宅のリフォームにかかった約500万円も合わせると780万円になりますが、すべて自己負担でまかなっています。働くこともできないなか、腕と手で運転できる車は600万円と高価なため購入できません。

新型コロナウイルス感染による場合は、治療費は無料で国が保証してくれる一方、国がすすめた遺伝子ワクチンによる被害に対してはまったく何の保証もない。このことの矛盾を大石キャスターは訴えていました。

2回目接種で5日後に突然死した28歳の男性

1月24日のCBCテレビの「チャント」では、基礎疾患のない28歳の男性が2回目のワクチン接種から5日後に突然死した事実を大石キャスターが直接取材し、放映しました。

この男性は、令和3年（2021年）11月11日に2回目の遺伝子ワクチンを接種しました。その日から身体のだるさと発熱が続き、5日後の11月16日に赤ちゃんと妻を残し28歳で突然死しました。もともと、特別な基礎疾患はなく健康な青年でした。

京都大学医学部の福島雅典名誉教授は、ワクチン接種が原因で「心臓の横紋筋融解による急性うっ血性心臓麻痺」を発症し、突然死したと分析しています。ところがこの事実はまったく無視され、何の保証もありません。国はどう受け止めるのでしょうか。

ワクチン接種が原因での死亡数は20万人に及ぶ

現場の医療機関などから厚生労働省に報告されているワクチン接種後の死亡事例数は令和4年（2022年）12月18日までで1966件あります。ところがワクチン接種と死亡の因果関係を「評価不可能」としている厚生労働省がその関係性を正式に認めたケースは今に至るまで1件もありません。しかも、その1966件は氷山の一角に過ぎません。

ワクチン接種後42日間の死亡例は有害事象として全例を報告することが世界中で義務づけられているにもかかわらず、実際にはその大部分が現場から厚生労働省へ報告されていません。米国では、ワクチン接種開始から半年間で現場の医療機関などから上がった死亡報告は4000人でしたが、実際の死亡推定数は2・3％に過ぎないと言われています。

この推定数は決してオーバーではありません。前著書『免疫を破壊するコロナワクチンの解毒法』でも一部掲載しましたが、全国の会員から私の元へ報告された接種当日から1カ月以内の死亡例50数名については、厚生労働省がホームページに公表した死亡事例に入ってはいませんでした。つまり、現場の医療機関から厚生労働省へ報告されていない死亡事例がかなりあるということです。

本文中でくわしく述べますが、ワクチン接種が原因で1カ月から2カ月後にガンが再発したケースや、新たにガンが発生して異常なスピードで増殖し、1カ月から半年くらいで末期ガンになり死亡したケースもまったく含まれていないでしょう。あるいは、ワクチン接種が原因で1カ月以降に突然死したようなケースも含まれていないはずです。

そうした数まで含めれば、2・3％の40倍から50倍をはるかに越えていると思われます。実際には、ワクチン接種から1年半余りで死亡した人数は20万人前後になると推測できます。そのことは、厚生労働省が発表する人口動態統計速報の「超過死亡」を見ても明らかです。これは2022年12月と2023年1月発売の週刊新潮や週刊女性セブンなどでも

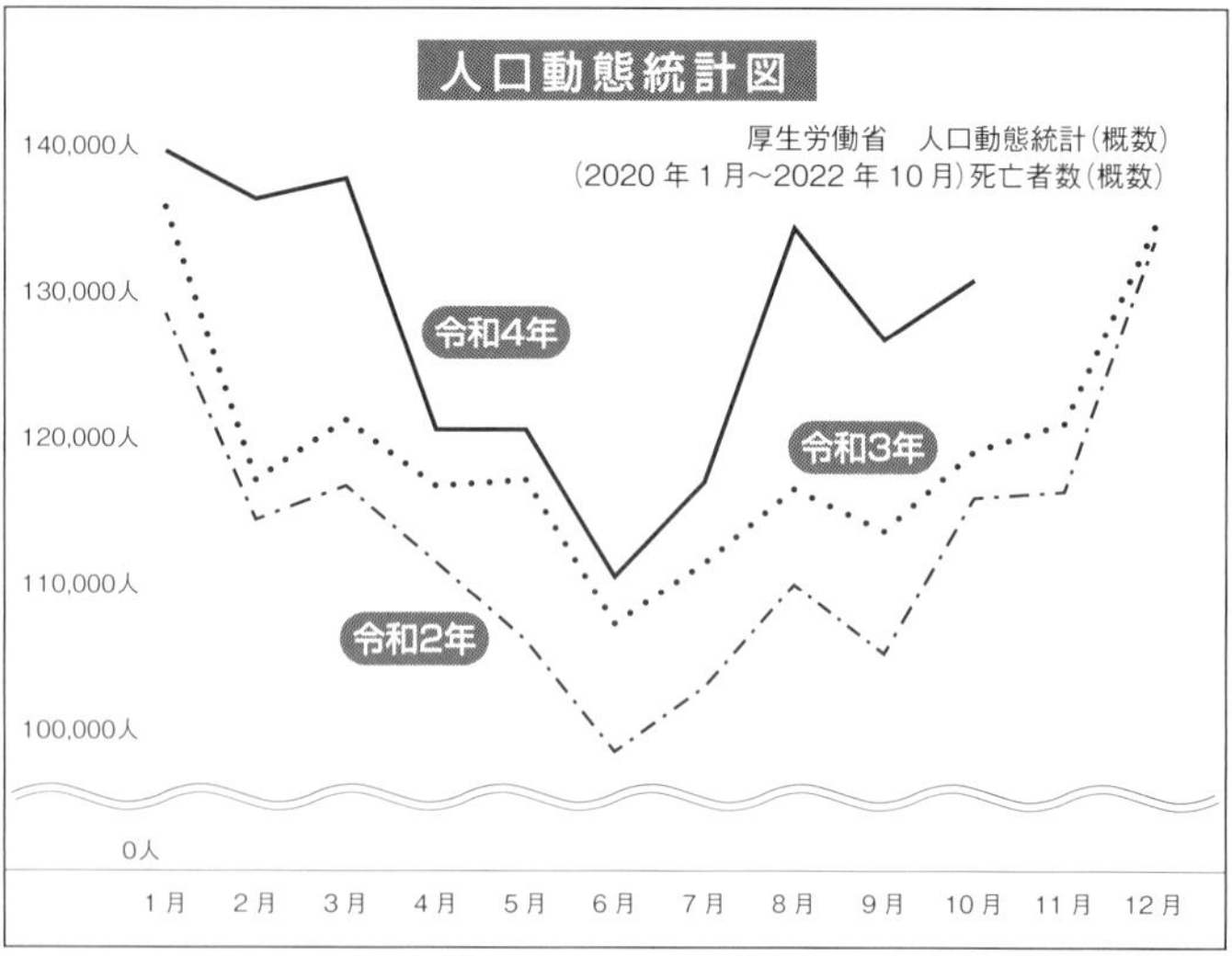

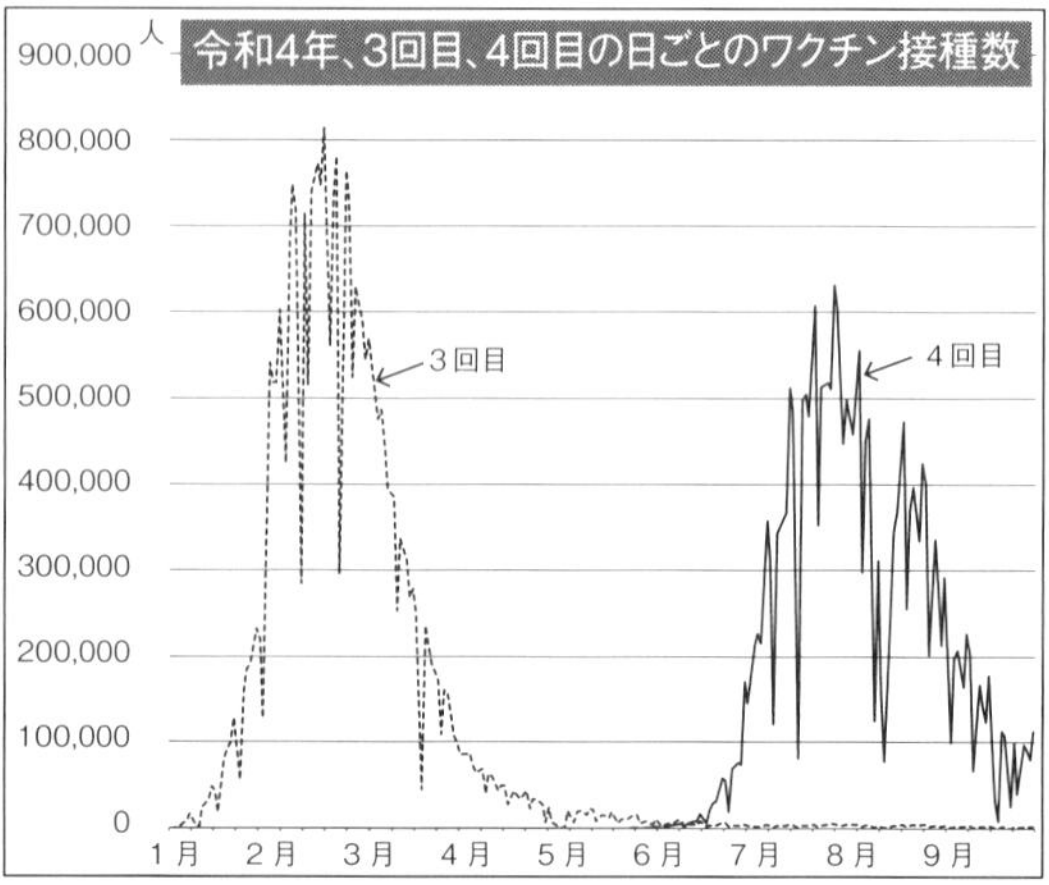

上の図を見ると3月と8月に死亡数のピークがあるが、下の図を見るとこの二つの時期の少し前に3回目と4回目のワクチン接種数のピークがきている。このことは、接種数の増加が死亡数の増加に連動していることを示唆している。

毎週大きく取り上げられ、国会の質疑でも取り上げられています。

その人口動態統計速報によると令和4年1月から8月だけで、その前年の同期間よりも死亡数が7万1000人ほど増加しています。とくに2月は前年同月より1万9000人、8月は前年同月より1万8000人も死亡数が増加しています。しかも、2月は遺伝子ワクチン3回目接種のピーク直後であり、8月は4回目接種のピーク直後になっています。

さらにくわしく見ると、3回目のワクチン接種直後から新変異株オミクロンBA・1の感染数と死亡数がいっきに増えています。さらに4回目のワクチン接種直後からは新変異株オミクロンBA・5の感染数と死亡数がいっきに増えています。

このことから、ワクチン接種をすることで新しい変異株に感染しやすくなり、死亡数が急増するという関係性を読みとることができます。

ついに立ち上がった！「超党派国会議員連盟」

先述したCBCテレビの「チャント」が放映された翌日の11月25日に参議院議員会館で、「子どもへのワクチン接種とワクチン後遺症を考える超党派議員連盟」の勉強会が開かれました。この日のテーマは「新型コロナワクチン接種と死亡事例の因果関係を考える」です。

この会合の会長は参議院の立憲民主党の川田龍平議員、司会進行は参政党の神谷宗幣議員で、自民党の議員など与野党の国会議員が超党派で参加します。11月25日の勉強会には厚生労働省の担当者も数人出席し、医師側として福島雅典京都大学名誉教授、小島勢二名古屋大学名誉教授（小児科医）など数人が参加しました。

福島雅典氏は、ワクチン接種後に突然死した多くの犠牲者やワクチン後遺症で苦しみ続ける人々の実態を述べ、厚生労働省に本気で取り組むことを訴えました。小島勢二氏も、子どもへのワクチン接種で犠牲者が出ていると危険性を訴えました。

12月17日のＣＢＣテレビでは、昼の0時から午後4時までの4時間、コロナワクチン犠牲者の特集番組が放映されました。

じつは、その半年前の２０２２年4月に出版した拙著『免疫を破壊するコロナワクチンの解毒法』はたちまち増刷になるほどの反響でした。その結果、私の元には、ワクチン接種後の後遺症で苦しんでいる、家族や親戚、友人たちがワクチン接種後に突然死亡したり寝た切りになったりしている、ガンを再発したりガンが突然発生したりして急に末期ガンになり死亡した……、そんな情報が数多く集まるようになりました。

遺伝子ワクチン接種による死亡数は、この2年近くで20万人に及びます。重篤や後遺症で苦しんでいる人たちは、さらにその10倍以上に達するでしょう。新型コロナウイルス感染後の後遺症については、ある程度情報が公開されていますし、症状は1カ月前後でおさまってしまうことがほとんどです。しかし遺伝子ワクチンの後遺症については納まるどころか、ますます悪化するケースがほとんどです。

それは、ワクチンによって体内に入ったｍＲＮＡ（新型コロナウイルスの外膜に突き出ているスパイクタンパクの遺伝子設計図）によりスパイクタンパクが体内で増え続け、蓄積されて被害をもたらすからです。また、ワクチンに含まれる毒性の強い化学物質が体内に蓄積されていきます。

そのスパイクタンパクを分解し、化学物質を解毒できないままでは、ワクチン接種後に身体に起こる障害を解決する見込みがありません。くわしくは本文中で解説しますが、遺伝子ワクチンは人体内に埋め込まれる自爆装置のようなものです。細胞内でスパイクタンパクを作り続け、血栓症による突然死、急激な老化と基礎疾患の悪化による死亡、ガン増殖による死亡などを短期間に引き起こします。

本来、新型コロナウイルスのスパイクタンパクは人間の体内にはまったく存在しないものです。ところが、遺伝子ワクチンはスパイクタンパクのｍＲＮＡ（遺伝子設計図）を筋肉組織に打ち込み、人体をスパイクタンパクの製造工場に変えてしまいます。それは、そもそも「神聖な人体の仕組み」を否定することです。遺伝子ワクチンは人間が本来持っている強力な免疫力と生命力を根本から否定し破壊してゆくのです。

遺伝子工学では世界的権威である村上和雄博士（筑波大学名誉教授、２０２１年４月没）は、亡くなる直前まで遺伝子ワクチンの危険性を叫んでいました。また、免疫学では世界的に高名な安保徹先生（新潟大学大学院医学部名誉教授）が存命であれば、先頭を切ってワクチン接種の反対を政府に訴えていたことでしょう。

私（著者）は村上和雄先生とも安保徹先生とも知己がありましたが、安保先生とは共に講演、セミナーも行いました。安保先生は亡くなる半年前から巨大製薬メジャーによる身の危険を感じることがあるとおっしゃっておられました。

今回の遺伝子ワクチンは遺伝子工学の観点から見ても免疫学の観点から見ても、人間の持つ神聖な遺伝子の仕組みと、人体が本来持つ強力な自然免疫システムを破壊するものですが、その遺伝子ワクチンが登場する前に不審な死を遂げられました。

ワクチン接種でコロナ感染率が4倍化する大矛盾

現在、オミクロン株対応のコロナ2価ワクチンの5回目接種がわが国で進んでいます。それほど生真面目にワクチン接種し続けている国は日本だけです。

世界でもっとも早くコロナワクチン接種が始まったイスラエルでは、最初の接種から若い男性の心筋炎が多発し、3回目の接種で完全に止めてしまいました。米国でさえ、3回目の接種率は30％台で止まってしまいました。

日本は世界一接種率が高く、3回目は67・1％でした。日本政府は7回目の接種に必要なワクチンまでファイザー社とモデルナ社から購入済みです。2022年12月現在、テレビではファイザー社とモデルナ社の斬新なコマーシャル映像が毎日、いく度も放映されています。政府も岸田総理自らテレビに登場し、コマーシャルしています。完全な商業ベースにはまり、日本政府はファイザー社やモデルナ社からのノルマを果たすかのような営業マンになり果てています。

ところが、岸田文雄総理は4回目の接種を受けた8日目にオミクロン株BA・5に感染しました。米国のバイデン大統領も4回目接種後にオミクロン株に感染しました。さらに、政府・コロナ分科会の尾身茂会長は5回目接種後にオミクロン株に感染しました。

多くの国民が「4回、5回と接種を受けながら、なぜコロナに感染するんだ？」と率直な疑問を抱きはじめました。

もっとも、国会議員や上級公務員とその家族、さらに知事などの有力政治家が打つコロナワクチンの中身は生理食塩水であって本物の遺伝子ワクチンではないともいわれています。ファイザー社やモデルナ社は、当人には知らされないプラシーボ効果実験（偽せ薬と比較して新薬がどれほどの効果があるものなのかの実験）として、政治家にはワクチン被害が及ばないようにしているものと思われます。

「知らぬが仏は一般国民だけです」。本物の遺伝子ワクチンを接種すればするほど、新型コロナ変異株に感染しているのが確かな現実なのです。日本の厚生労働省は都合の悪いことは公表しませんが、イギリスでは公表されています。

たとえばイギリスの健康安全保障庁の調査では、2022年3月6日から27日に発生した10万人あたりの新規陽性者数を明らかにしています。それによれば、ワクチン接種対象の18歳以上では3回接種者群のほうが、非接種者と比べて3倍から5倍感染者が多いと発表しています。

そのことがわかっているので、岸田総理のテレビコマーシャルでは「感染予防する」とは言い切ってはおらず、「感染予防が期待される」と逃げ道をつくっています。基礎疾患がない人の場合、一度新型コロナウイルスに感染すれば人間が本来持つ自然免疫抗体が出来、余程免疫力が低下しない限り二度と感染することはありません。ＤＮＡも感染に対応できるように進化します。

ですから、基礎疾患がないなら、コロナ感染したら「おめでとうございます」と私は伝えて励ましています。

そのように理解すれば、実質的に感染予防が期待できないワクチン接種を受けるよりも、基礎疾患を解消して本物の自然免疫を強化することが最大のコロナ対策になることは明らかです。

そもそも日本人や東アジアの人々は、幼少期に土着の風邪コロナウイルスに感染し、コロナウイルスに対する交差免疫が出来上がっています。東アジアの国の風邪ウイルスはアデノウイルス、ライノウイルス、４種の土着風邪コロナウイルスの６種類があり、子どものときに感染しながら免疫抗体を獲得していきます。

ところが、他の世界の多くの人々は、アデノウイルスとライノウイルスによる風邪は経験していても、4種の土着風邪コロナウイルスを経験していないため、交差免疫ができていません。そのため新型コロナに感染しやすく、重症化や死亡に至りやすいのです。

2020年における人口10万人あたりのコロナ感染による死亡数を比較すると、米国が308人、英国は266人と多く、日本はわずか24人にすぎません。つまり、新型コロナ感染による日本人の致死率は世界の10分の1以下です。欧米と比べて、日本人の死亡率や重症化率は桁違いに低いのです。

にもかかわらず、日本の接種率や接種回数は世界一高くなっています。その結果、コロナ感染被害よりもワクチン接種による被害が突出して大きくなっています。

元イギリスの植民地だった南アフリカ共和国は早くからワクチンの実験場になって接種がいち早く進み、変異株も次々と登場しました。しかし、他のアフリカの大部分の国々ではワクチン接種はほとんど進んでいません。そのため、ワクチン被害が少ないだけでなく、コロナ感染の第2波も3波もありません。

それより、ワクチン接種の回数が多い先進国のほうが次々と変異株が登場し、第6波、第7波、第8波と際限なく感染をくり返しています。

一方、ワクチン非接種者が感染しても1回切りで終わり、よほど免疫力が低下しない限り再感染することはありません。

それだけではありません。遺伝子ワクチンを接種すればするほど重症化しやすくなっています。それは、高齢者や基礎疾患をもっている人ほど顕著です。

オミクロンBA・5中心の第7波の最中だった2022年8月12日から9月11日までの1カ月間、毎日200人から300人以上が死亡しました。そのほとんどが80歳以上の高齢施設入居者でした。しかも大部分の人が3回ワクチンを接種しています。逆に自宅にいて元気でワクチン接種をしていない80歳以上の人は、感染率が低く、もし感染しても死亡に至る率は非常に少ないです。

第8波の12月から1月にかけても同様な現象が起きています。4回目を接種した人が感染しやすく、重症化や死亡に至る率も高くなっています。ワクチン接種した高齢者がオミクロンに感染し、毎日250人から530人が死亡しています。その多くは肺炎ではなく、基礎疾患が悪化して死亡しています。

これらの事実を冷静に観察するだけでも、ワクチン接種こそ免疫力を低下させて感染率を高め、基礎疾患をますます悪化させ死に至らしめる主因になっていることは明らかです。

新型コロナウイルスと向き合うために本当に必要なこと

くわしくはのちの章で述べますが、このように危険なコロナ遺伝子ワクチンの接種が一方的に進められるいちばんの問題は、人間が本来持っている自然免疫システムを無視していることにあります。

人間に本来備わっている自然免疫システムには、次頁の表にあるように3段階あります。遺伝子ワクチンは、もっとも強力な免疫力を有する第1段階と第2段階をすっ飛ばして、第3段階の弱い免疫力である「獲得免疫」のみで免疫システムを強化できるという仮説に基づき開発されたものです。

その結果は、人間が本来持つ三段階構えの強力な自然免疫システムを大混乱させるだけではなく、そのシステムを破壊し、自分で自分を攻撃する自己免疫疾患を招くことにつながっています。

新型コロナウイルスと正しく向き合うために本当に必要なのは、第1段階の「人体が持つ感染を防ぐ防御機構」を強化することと、第2段階の「細胞性免疫」という一次系自然

第１段階
人体が持つ感染を防ぐ防御機構

第２段階
「細胞性免疫」という一次系自然免疫

第３段階
「獲得免疫」という二次系自然免疫

免疫を強化することにあります。

オミクロン株が普通の風邪レベルまでに弱毒化してからは、それまでワクチンを接種していない人が初めてコロナに感染するケースが目立つようになっています。

私自身も私の家族も感染しましたが、微熱か、38℃から39℃まで発熱しても１日から３日間でおさまっています。感染しても、まったく症状が出ないままの人も多くいます。

くわしくは後の章で述べますが、遺伝子ワクチンが長期間にわたって人体に及ぼす障害は大きく４つあります。

❶従来のワクチンにはまったく使われていなかったポリエチレングリコール（ＰＥＧ）や酸化

グラフェン（黒鉛）、脂質ナノ粒子などの有害な化学物質が体内細胞内に残留し、さまざまな被害をジワジワと長期にわたって及ぼします。とくに女性や子どもに顕著に現れます。

❷人体が新型コロナウイルスのスパイクタンパクの製造装置になることによって、長期にわたり体内で生産されるスパイクタンパクが血管壁に合体し、血管の急速な老化が進みます。その結果、血管の多い器官や臓器に急激な老化や機能障害が起こったり、血管性障害による神経性障害や突然死を招いたりします。

また、10ナノメートルというあまりにも小さいスパイクタンパクは、細胞内にあるエネルギー産生器官ミトコンドリアに侵入してダメージを与え、細胞のガン化を招き、新たなガンの発生や再発をもたらします。

❸人体細胞内へ入ったスパイクタンパクの遺伝子設計図ｍＲＮＡがＤＮＡへ逆転写され、人間の遺伝子に影響を与える可能性があります。乳幼児や今後生まれる新生児への影響が心配されます。

❹複数回ワクチン接種を受けた人から呼気などでスパイクタンパクが排出（シェディング）され、バラ撒かれます。ワクチン接種を受けていなくても、それを大量に吸い込むことで、スパイクタンパクの悪影響が出ています。すでにさまざまな被害が全国で多発しています

が、とくに乳幼児の急性肝炎、急性脳症をはじめ、原因不明の障害に関する情報が増えています。

日本が世界一大量に遺伝子ワクチンの接種を進めてしまった以上、これからもっとも必要なことは人体に入ってしまったスパイクタンパクの分解と有害な化学物質の解毒です。それらのことに対処する方法について、私が長年研究してきたことを、全国から日々集まる情報を交えながら紹介していくことにします。

なお、先に紹介したCBCテレビアナウンサーの大石邦彦キャスターが直接取材し、報道番組「チャント」で放映されたコロナワクチンによる死亡事例や重篤な後遺症事例はこの2件以外にも数多くあります。その取材記録が2023年2月に書籍となって出版されます（『新型コロナワクチンの光と影』大石邦彦著　方丈社）。

1章

遺伝子ワクチンがもたらす被害はこれからが本番

——大量の犠牲者が出ることもあり得る

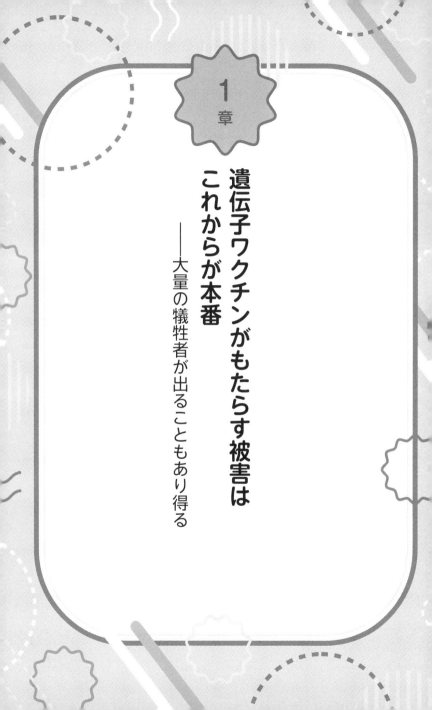

遺伝子ワクチンの3回目を接種した人は67・5％、4回目の接種は42・1％ほどで止まってしまいました。現在、5回目接種が行われていますが、令和4年12月20日時点では30・6％ほどしか接種は進んでいません。1回目、2回目の接種者が80・4％だったのに対し、極端な減少傾向が見られます。

なぜでしょうか。

3回にわたる接種で、ひどい副作用に苦しんだ人々があまりに多かったからです。「二度と苦しい思いはしたくない！　二度と打ちたくない！」というのが多くの接種者の本音でしょう。

それでも5回目、6回目と接種する人は、急降下するエレベーターで真っ逆さまに死に向かっていくようなものです。

なぜなら、接種をくり返せばくり返すほど、従来のワクチンには使われていなかった猛毒の酸化グラフェンやポリエチレングリコール（PEG）などの化学ナノ粒子が脳や神経組織、全身の臓器や器官に蓄積されていくからです。

それ以上に深刻なのは遺伝子ワクチンの主成分であるmRNA（スパイクタンパクの遺伝子設計図）によってスパイクタンパク（ウイルスの表面から突出したタンパク質の構造

体）が筋肉細胞や血管内皮細胞内でつくり続けられることです。

このスパイクタンパクが原因で引き起こされる被害は、接種直後に起こる副作用（一次被害）だけでなく、体内でスパイクタンパクが増えるにつれて数年間にわたり二次被害が続き、さらに三次被害が一生涯続く可能性もあります。子孫に影響が残ることも危惧されます。

そのすべてがワクチン接種からはじまるわけですから、まさしく人類歴史はじまって以来、初めての人間大実験が行われているようなものです。

それだけではありません。体内でつくり続けられるスパイクタンパクと、遺伝子ワクチンに含まれる毒物の化学ナノ粒子は接種者本人の体内だけに留まっているわけではありません。周囲の人々にも拡散（シェディング）する危険性が高いのです。

もうすでに、接種者のなかでは二次被害である「ガンの発症」や「ガン死」、「原因不明の突然死」なども起こっていますが、さらにシェディングにより周囲の非接種者にも、その影響が出はじめています。

今必要な対応は、すでに体内でつくられたスパイクタンパクを分解することです。同時に、全身の細胞内に蓄積された遺伝子ワクチンの有害な構成成分である化学ナノ粒子を解毒することです。

そのままにしていると、ワクチン接種による被害は拡大していくでしょう。そのことを示す情報がすでに私の元に多く集まってきています。

それをふまえて、まず、三次にわたる被害について、くわしく述べることにします。

一 ワクチン接種による一次被害

(1) 血栓による強い副作用・症状の重篤化・死亡

❖ワクチン接種後に起こっている悲惨な事態

接種直後からスパイクタンパクが筋肉細胞内と血管内皮細胞内で次々とつくられ、血液中に大量に入っていくと、その後どのような作用が体内で生じるのか。具体的な検証はまったく行われていません。つまり、確かな治験の結果を得ないまま論理的仮設の段階で「遺伝子ワクチン」の接種を始めてしまったのです。まさしく人類全体を対象に人体実験（これを治験といいます）を行っているようなものです。

実際に接種すると、直後から副作用が出てきて、たいていは翌日、ピークになります。そして、接種後1週間のうちに心筋炎、心外膜炎、心不全、脳内出血、くも膜下出血、虚血性疾患、大動脈解離などを発症し、死亡することもあります。その死亡数は、現場の医師から厚生労働省に報告されている数字を見ると、２０２２年12月18日時点で１９６６人余りですが、実際はその数十倍の数万人に達しているものと思われます。

そのいちばんの原因は、遺伝子ワクチンの原理がこれまでのワクチンと大きく異なっていることにあります。従来のワクチンはニワトリの卵の中に抗原（ウイルス）を入れて大量に生産されたウイルスを死滅させ、それをワクチン成分として血管注射します。ところが、今回の遺伝子ワクチンは新型コロナウイルスそのものを利用するのではなく、コロナウイルス本体の外側にトゲのように突き出ているスパイクタンパクの遺伝子設計図（ｍＲＮＡ）を利用します。それを人間の肩に打ち込み、筋肉細胞内でスパイクタンパクを大量につくることで、新型コロナウイルスを除去する抗体をつくるという仕組みです。つまり、卵の代わりに人間の筋肉細胞を使って抗体を大量生産させるわけです。

このとき体内でつくられるスパイクタンパクは、間もなく消滅するので危険性がないとされていますが、それが十分に検証されないまま接種がはじまったのです。その結果起こっている副作用やさまざまな障害で、とくに特徴なのが血管障害です。

これは、新型コロナウイルスのスパイクタンパクが結合できるＡＣＥ２受容体を持つ細胞が血管壁の内皮細胞に多いことと関係しています。とくに血管の多い心臓と脳、肺、小腸からウイルスに感染しやすい理由もここにあります。

遺伝子ワクチンによって体内でつくられるスパイクタンパクも同じく、血管壁の内皮細胞に結合するため血管が傷つき、血栓が形成されます。さらにサイトカインストームという免疫系の暴走が起こると、血栓の形成がさらに加速して心筋梗塞や脳梗塞が起こりやすくなり、酷くなると死に至ります。

ワクチン接種後に死亡した人の多くには基礎疾患がありました。もっとも多いのが高血圧で全体の27％です。次が糖尿病で14％、続いて認知症、脳梗塞、心不全、肺炎、心臓疾患、腎不全などですが、共通しているのは血管の老化が進んでいることです。

70代、80代、90代の高齢者はどうしても血管の老化が進んでいますが、そのなかでも基礎疾患を持っている人ほどワクチン接種によってより多く亡くなっています。その理由も、すでに老化している血管がワクチン接種によってさらに急速に老化し、血栓が生じやすくなっていることにあります。死亡の7割は、ワクチン接種後1週間以内に起こっていますが、基礎疾患を持っている20代、30代、40代、50代、60代で亡くなっているいちばんの原因も、やはり血栓が生じたことにあります。

インフルエンザワクチン接種直後のアナフィラキシーショック（急性アレルギー反応の

ひとつ）で急死する人がいますが、その数は年間で数人です。それと比べても、ワクチン接種後、亡くなる人の多さは異常です。

それでも、新型コロナウイルスを防ぐ医薬品が今のところ、この遺伝子ワクチンしかないとして、政府はワクチン接種を積極的に推進してきました。しかし実態は、感染予防というより死を招くワクチンになっていると思わざる得ない事態が起こっています。「殺人ワクチン」と言われても仕方ないほど悲惨な結果を招いているのです。

❖生命力と免疫力を低下させる危険性がきわめて高い

政府はそんな遺伝子ワクチンを、「基礎疾患がある人はとくに感染予防のために早く接種しましょう」とすすめています。しかし実際は、感染予防どころか、人が本来持っている免疫力と生命力を低下させる危険性がきわめて高いのです。新型コロナウイルスを感染予防するどころか感染しやすくしているとさえ言えます。とくに基礎疾患がある人には、ワクチン接種こそ危険なのです。

それだけではありません。血管が若く基礎疾患のない健康で元気な10代、20代、30代、40代でもワクチン接種後、血栓が原因で脳内出血、くも膜下出血、心筋炎、心外膜炎、大動脈解離などを発症し、死亡するケースが無視できないほど多く見られます。

中日ドラゴンズの27歳の木下雄介投手もその一人でした。コロナに感染したプロ野球選手は多くいますが、ほとんどは無症状か軽い症状で済んでいます。おそらく木下雄介投手は新型コロナウイルスに感染しても亡くなるほどではなかったはずですが、実際にはワクチン接種で亡くなりました。

死までは至らなかったものの、ワクチン接種後のひどい副作用で苦しんだ野球選手やスポーツ選手は多かったようです。メジャーリーガーの大谷翔平選手や筒香嘉智選手も、副作用で苦しんだといわれます。とくに筒香選手が球団を首になり、ほぼシーズンを棒にふってしまったことは有名な話です。

若い健康な人であれば、毎年冬に流行するインフルエンザウイルスで死ぬことはありません。新型コロナウイルスの病原性もそれほど違いはありません。ところが遺伝子ワクチンの接種で、そんな若い人たちまで亡くなっているのです。

2022年5月17日、名古屋圏中心のCBCテレビで、こんな報道がありました。基礎疾患のない岐阜県大垣市の20代男性がオミクロンに感染して死亡したというのです。この男性は当時、すでに遺伝子ワクチンを2回接種していました。アナウンサーは、それにもかかわらず新型コロナウイルスに感染して死亡したのではないかと疑問を投げかけていました。

なぜこのようなことが起きるのでしょうか。くり返しますが、そのいちばんの理由は、ワクチン接種直後から体内で次々とつくられるスパイクタンパクにより大量の血栓が発生することにあります。それがサイトカインストーム（免疫の暴走状態）によってさらに加速すると、急に血管が詰まったり切れたりすることが起こりかねません。その結果、高齢者に限らず若い健康な人でも、その犠牲になっていると思われます。

❖遺伝子ワクチンによる死亡の7割は1週間以内に起こっている

私の元にある情報を見ると、新型コロナウイルスに感染した場合、基礎疾患のある人が突然重症化するまでには10日から2週間かかることがわかります。ところがワクチン接種の場合は、早いとその日の夜か翌日に血栓が原因で重症化し、死に至ることさえあります。全体としては、遺伝子ワクチンによる死亡はその7割が1週間以内、残りは1カ月以内に起こっています。新型コロナウイルスの感染ではあり得ないことです。

ワクチン接種による副作用については、とくに代謝力の強い子どもや若い世代、筋肉の多い人ほど起こりやすくなっています。それは、ワクチン接種により筋肉細胞内でスパイクタンパクが一気に大量につくられるためです。逆に筋力が衰えてくる中高年ほど副作用は少なくなりますが、その代わり、じわじわとゆっくりスパイクタンパクが筋肉細胞内や血管内皮細胞内でつくられ、全身の血管内に広がっていきます。そして1カ月から2カ月経つと、気力が失せたり体力が低下したりする傾向が多く見られます。

スパイクタンパクが毛細血管内壁に突き刺さるように合体すると、血管内はブラシ状態になり、血液の流れが悪くなります。その結果、しびれや痛みなどの神経障害が生じてきます。

こうした傾向は3回目、4回目、5回目……と接種をくり返すほど強く現れるようになっていると思われます。

❖「死体検案書」に血栓の原因は「新型コロナワクチン接種（2回目）」と記される

ファイザー社の遺伝子ワクチンを2回接種した後、重篤に陥り、5日後に突然死した61歳の男性について、「ワクチンにより生じた血栓が原因だった」ことが大阪府警による司法解剖で明らかになっています。このことは週刊新潮（2022年3月17日号）にもくわしく掲載されました。

この男性は、2021年7月に1回目を接種し、とくに体調の変化は見られませんでしたが、8月5日の2回目接種翌日から息苦しさなどの異変が現れました。その後、少し動くだけで息切れを起こすようになり、10日の朝、遺伝子ワクチンを打ったクリニックで受診するため自転車に乗って家を出ました。その直後、うめき声をあげながら倒れてしまったのです。家族がすぐに救急車を呼びましたが、すでに心肺停止状態で、救急救命センターに搬送されましたが亡くなりました。

男性は社会人ラグビーの元選手で、50代まで子ども向けラグビー教室の講師を務めており、体をよく鍛えていました。食事は野菜中心の減塩メニューでタバコは吸わず、お酒は少々たしなむ程度だったといいます。前年3月の健康診断では血圧や高脂血症などの異常もなく健康体でした。そのため家族は、ワクチン接種との関係に疑念を抱き、警察に司法解剖を依頼したようです。

大阪府警から依頼を受け、その男性の司法解剖をしたのは大阪医科薬科大学・法医学教室の鈴木廣一名誉教授でした。鈴木名誉教授は「足利事件」再審はじめ、多くの刑事裁判でDNA鑑定を担当した法医学の権威者です。鈴木名誉教授がこの男性を司法解剖したところ、心臓から肺に血液を送る肺動脈に血栓がびっしり詰まっており、血液中の酸素濃度が急激に低下して呼吸困難や心停止を起こしたことで、即死に近い状態で亡くなったと判断しました。

さらに右脚の深部静脈には、ウインナーソーセージのような ブツブツと連なった状態の血栓があることも判りました。これは以前から体内に存在していた古い血栓ではなく、ワクチン接種後に発生した新しい血栓が剝がれて生じたものでした。

そこで「死体検案書」には、病名は「急性肺動脈血栓塞栓症」、原因は「下肢深部静脈血栓」であり、血栓が形成された原因は「新型コロナワクチン接種（2回目）」と記されました。

私は前著『免疫を破壊するコロナワクチンの解毒法』（コスモ21刊）で、スポーツや武道などで体を鍛えている人ほど、ワクチン接種後、大量の血栓が生じて急性の大動脈解離や心肺停止、心筋炎、脳死などで突然死するケースが多いと述べました。

たとえば、愛知県西尾市では49歳の剣道の館長がワクチン2回目接種数日後に大量に血栓が生じて突然死しました。中日ドラゴンズの木下勇介投手（27歳）は遺伝子ワクチン1回目接種後8日目に心肺停止で倒れ、脳死状態のまま1カ月も経たないうちに死亡しました。

こうしたケースは他にも多く見られますが、これには、筋肉量が多いほどスパイクタンパクの増加と蓄積が加速し、血栓が大量に生じやすくなることが関係していると考えられます。

(2) しびれ、ふるえ、筋肉委縮、けいれんの長期化

神経組織には大量の血管が存在します。その血管壁の内皮細胞にスパイクタンパクが突き刺さり血栓が生じると、血流が悪化して酸素や栄養素が神経細胞へ届きにくくなります。その結果、神経組織のしびれやふるえ、けいれん、さらに筋肉委縮などが生じ長期化します。

ワクチン接種後、手足のしびれやけいれんなどの神経障害で歩行困難や寝たきりになっている高齢者が多くいますが、病院側はワクチン接種者に多いことに気づきながらも「原因不明で治療方法がない」とサジを投げています。

私の元にも、このことに関連する情報が多数寄せられていますが、そのなかからいくつ

か取り上げてみます。

【事例1】4回目のワクチン接種後に障害を訴える人が目立って増えた（女性・64歳）

私は仕事上、止むを得ず遺伝子ワクチンを2回打ってしまいました。2回目直後から肩の痛みが長く続き力仕事ができなくなったため、3回目の接種は止めました。しかし、山間部の田舎で情報が少ないせいか、ほとんど全員が何の疑いもなく3回目、4回目と接種を受けています。

そんななか4回目の接種後に障害を訴える人が目立って増えました。近所の85歳のおじさんは接種後、手足にしびれやふるえが生じ、接種後8日目に突然、動脈瘤破裂で亡くなりました。友人の65歳の女性は、4回目のワクチン接種後、足にしびれが出はじめました。さらに足腰が重くなり杖をついてやっと歩けるところまでひどくなりました。今は、歩くこともできなくなり車イス生活です。

こんなことがあちこちで起こってきたので、5回目は絶対に打たないという噂が広がっています。

事例2　2回目の接種後、手や腕、足のしびれと神経の痛みがひどくなり、仕事ができなくなった（男性・59歳）

ファイザー社のコロナワクチン接種の2回目を打ったときから手足のしびれがひどくなり、神経の痛みも加わって腕が上がりにくくなりました。細かい作業に支障をきたし、重い荷物を持ち上げることもできません。まともに仕事ができず、ずっと困っています。

事例3　78歳の父がワクチン2回目接種後から手足のしびれがひどくなり、寝た切りになっている（娘さん）

6月に受けたファイザー社遺伝子ワクチン1回目の接種で、父の体調がすぐれなくなりました。なんとか回復したものの、7月の2回目のワクチン接種後は1回目よりさらに体調が悪化しました。日に日に手足のしびれがひどくなり、ついに動かなくなりました。腕はブランブランの状態でした。

更生病院に入院したところ、医師からは「ワクチン接種した高齢者によく見られる現象です」と言われました。しかし「根本的治療はない」という言葉に唖然としました。それから1年半経ちますが、今は完全に寝た切り状態です。

ワクチン接種による神経組織へのダメージは70歳以上の高齢者にかなり多く、とくに男性に目立っています。高齢でも現役で仕事をバリバリ行っていた方たちも、回復せず休職したままです。寝た切りに近い状態になったままで過ごしている方もいます。

病院では治療方法が無いため、東洋医療の治療院に通っている方が多くいます。3章に登場する「田中はり灸マッサージ治療院」に通う患者の8割が、このようなワクチン後遺症で苦しんでいる方たちだといいます。

(3) 接種後に視力低下や失明が起こる

ワクチン接種による視力低下や失明が起こることは医学的には認められていませんが、私の元に集まる情報では、ワクチン接種を受けた高齢者の1割から2割に視力低下が起こっています。なかには、ほとんど見えなくなったり失明したりする高齢者もいます。

ところが、突然の視力低下や失明の原因が遺伝子ワクチンにあるとは、当事者も眼科の医師もほとんど気づいていません。

目の網膜には多くの毛細血管が存在しています。高齢者や糖尿病の人たちは、すでに毛細血管が老化している可能性が高いのですが、目の網膜の毛細血管にスパイクタンパクが突き刺さり血管が詰まると、失明や視力低下が生じる危険性が出てくるのは当然なことです。

わが国の医療機関や厚生労働省はこのような実態をまったく把握していませんが、イギリス政府は正式に認めて発表しています。たとえば、イギリス医薬品・衣料製品・医療製品規制庁は２０２２年4月20日に、ＣＯＶＩＤ—19ワクチン接種後の失明者数が５２９人であると公表しています（次頁の図参照）。

イギリスではアストラゼネカ社のワクチン接種が多いので、その接種者に失明が多いのは当然ですが、日本で主流のファイザー社ワクチン（コミナティ）を接種した場合でもイギリスではかなり多くの失明者が出ていることがわかります。

(4) ワクチン接種の回数が増えるほど免疫力低下と感染・重症化リスクが高まる

❖遺伝子ワクチンの本当の正体

ワクチン非接種者が新型コロナウイルスに感染した場合、余程の基礎疾患がないかぎり、

COVID-19 ワクチン後の失明：529人

出典：イギリス医薬品・医療製品規制庁（MHRA）2022年4月20日現在

ファイザー/バイオンテック：失明 165

英語表記	日本語名称	総数	死亡
Blindness	失明	165	0
Blindness transient	一過性の失明	21	0
Blindness unilateral	片眼の視力喪失	20	0
Visual impairment	視力障害	468	0

アストラゼネカ：失明 324

英語表記	日本語名称	総数	死亡
Blindness	失明	324	0
Blindness transient	一過性の失明	29	0
Blindness unilateral	片眼の視力喪失	46	0
Visual impairment	視力障害	837	0

モデルナ：失明 36

英語表記	日本語名称	総数	死亡
Blindness	失明	36	0
Blindness transient	一過性の失明	7	0
Blindness unilateral	片眼の視力喪失	2	0
Visual impairment	視力障害	58	0

メーカー名不明：失明 4

英語表記	日本語名称	総数	死亡
Blindness	失明	4	0
Blindness transient	一過性の失明	1	0
Visual impairment	視力障害	6	0

3日間から長くても10日間で回復しています。乳幼児や子どもはまったく無症状で終わってしまうことが多いのです。しかも、感染によって自然免疫システムが強化され、DNAの進化も進むと考えられます。

ところが、遺伝子ワクチンの接種をくり返すほど免疫力は低下するため、新型コロナウイルスの変異株が出現するたびに感染しやすくなります。ワクチン接種が世界的にはじまった当初は、感染予防効果を期待する声が大きかったのですが、その後明らかになってきたのは、接種回数を増やせば増やすほどかえって感染しやすくなるという事実です。そのため、イスラエルをはじめ早くから接種をスタートした多くの国々では、ワクチン接種の推奨を止めてしまいました。

日本政府はそのことを隠したまま、未だに接種を進めようとしていますが、岸田総理大臣は4回目接種後8日目に新型コロナウイルスに感染しました。米国のバイデン大統領も4回目接種後に感染しています。政府・コロナ分科会の尾身茂会長は5回目接種後に感染しました。4回も5回も接種したのになぜ感染するのか、多くの国民が感染予防のために何度も打っているのになぜ感染するのか。その理由がはっきりしないままですし、感染予防の効果はまったくないという認識も広がっています。

国会議員や有力政治家たちが接種しているワクチンの中味は点滴に使用する生理食塩水であって、本物のファイザー社製の遺伝子ワクチンではないということは内部情報や専門機関の調査で判明しています。確かに、ファイザー社にしてみれば、本物の遺伝子ワクチンを接種して国のリーダーたちに障害が起こっては困るでしょう。

しかもファイザー社としては、2023年5月2日までは治験（人間実験）中の未完成のワクチンであり、プラシーボ効果（生理食塩水）と比較して、どれほどの効果があるか調査期間中だったと言い訳することもできます。

驚くことに、第203回臨時国会で国会議員、上級公務員、有力政治家（知事）及びその家族は遺伝子ワクチンを打つ必要がないと自分たちで決めているのです。遺伝子ワクチンの本当の正体を知っているからでしょう。

❖遺伝子ワクチンを打てば打つほど重症化・死亡リスクが高まる

2022年8月はオミクロンBA・5を中心に第7波の感染ピークを迎えました。それから10日後あたりの8月12日から9月10日ころ、毎日250人から300人を越える80歳以上の後期高齢者（その大部分が高齢者施設入居者）が感染し、肺炎ではなく基礎疾患が悪化して死亡するケースも多く見られました。そのほとんどは、遺伝子ワクチンを3回、4回と接種していました。

一方、同じ80代以上でも、自宅で暮らすワクチン非接種の方たちには感染者が少なく、たとえ感染しても死に至ることは稀でした。

このことが教えているのは、ワクチンを打てば打つほど高齢者や基礎疾患を持っている人は感染しやすく、重症化や死に至りやすいということです。私の元に集まってくる情報もそのことをはっきりと示しています。いくつか事例を紹介します。

【事例1】ファイザー社の遺伝子ワクチンを4回打ったが、コロナに感染して38℃台が続き、20日経っても回復しない（70代女性）

コロナに感染しないよう予防のためと思って4回目のワクチン接種も受けました。ところが、それでも感染してしまいました。ワクチンを接種していない友人2人も感染しましたが、38℃台の発熱は4日ほどでおさまり、10日ほどで完全回復しました。しかし私は、20日ほど経ってもまだ回復していません。私には特別な基礎疾患はないのに変です。どうして？

【事例2】ワクチン接種した同僚の多くが感染（50代女性）

私は新型コロナウイルスが広がりはじめた初期に感染し、そのときは38℃台の熱が出ましたが、1週間ほどで回復しました。一度感染すれば自然免疫が出来てしまうので遺伝子ワクチンは打つ必要はないと考え、職場ですすめられても接種はしませんでした。

その後職場でクラスターが発生しましたが、私は感染しませんでした。職場のほとんどの同僚は2回目、3回目と接種していますが、ひどい副反応が出たり、ワクチン後遺症が続いたりする人もいました。今は接種者が減ってきていますが、それでも4回目、5回目と接種した同僚もいます。

結局、ワクチン接種した同僚の半数はコロナに感染しました。そのなかには1回だけでなく、2回、3回と感染した人たちもいます。しかも、ワクチン接種回数が多い人ほど感染後に高熱が出たり、症状が重くなったりして回復までの日数が長引く傾向があります。

⑸子どもへの接種による深刻な被害

❖子どもの未来が危ない

「週刊女性セブン」（2022年2月10日号）に、「免疫システム形成中の5歳以上の子どものワクチン接種がスタート！　子どもの未来が危ない！！」というタイトルで、概略すると以下のような内容の記事が掲載されていました。

・――・――・――・――・――・――・――・――・――・――・

子どもの人権を無視した5歳から11歳までのファイザー社ワクチン接種が2022年3月にスタートしました。幼い子どもほど、免疫システムは形成段階にあり、確立していません。本来人間は自然感染して一生涯続く強い自然免疫システムが確立するようになっています。にもかかわらず、トンデモない人類史上経験のない遺伝子ワクチンを、免疫システムが形成途中の幼少期に接種することは、人間の持つ免疫システムを狂わせたり破壊したりすることにつながります。

それだけではありません。スパイクタンパクの遺伝子設計図mRNAが子どもたちのD

NAを改変させてゆく可能性があります。遺伝子が狂えば子どもたちの成長過程にある肉体上に異常をもたらす可能性もあります。

政府分科会の医師やメディアに登場する医師は「やってみないとわからない」と言いますが、あまりにも無責任きわまりない言葉です。すでに、昨年秋から12歳以上の子どもたちの接種が行われてきましたが、目に余る被害が出ました。

・――・――・――・――・――・――・――・――・――・

厚生労働省に報告されているだけでも5人の死亡、387人の重篤者が出ています。実数はその10倍以上と思われます。幸い私が定期的に発行している『ミミテックサポート通信』を読まれている方や、これまで発行された私の書籍を読まれている方は、わが子に接種していないようですが、その周囲では何も知らないまま接種させてしまい、被害が出ているという情報が集まってきています。

たとえば、高校受験を控えた中学3年生や中学2年生が接種後、倦怠感と発熱、頭痛などで学校へ行けなくなり、中間テスト、期末テストを受けられなかったという事例は多くあります。愛知県下の高校3年生の男子がワクチン接種後、寝た切りになり大学受験できなかったという事例もあります。

ファイザー社は「5歳から11歳までのワクチンは、その量を3分の1に減らしたため、12歳以上の人たちに出る副反応と同程度の軽度で済むので接種しても大丈夫ですよ」と述べています。ところが実際にはファイザー社の見解とは裏腹に、12歳以上の中学生、高校生に死亡者と重篤者が多数出ています。

私の元に集まって来る情報では、2回目のワクチン接種後、集中力が長く続かなくなった中学生や高校生がかなりいることもわかっています。「疲れやすくなった」「夕方になると微熱が出る」「数カ月経っても頭痛がおさまらない」「やる気が出ない」などで、授業を受けていても自宅学習していても集中力が続かないというのです。

なかには、授業についていけず、休みがちで成績が下がっていることを心配する親御さんや、大学受験できなかった男子高校生もいます。それでも病院の診察では、遺伝子ワクチンとの因果関係はわからないと言われ、治療方法がないまま見離されています。

すでにいくつかの週刊誌でも報道されていますが、ワクチン接種当日の夜に急死した13歳の中学生もいます。報道によれば、2021年10月30日に遺伝子ワクチン2回目の接種を受けました。そのまま帰宅して食事をし、4時間後の午後8時過ぎに入浴しましたが、家族が気づいたときには浴槽に沈んだまま死亡していました。

このことは、11月末の鎌倉市議会で長嶋竜弘市議会議員が取り上げ、真相を追究したことで話題になりました。そのとき議会で読み上げられた男子中学生の遺族からの「メッセージ」があります。

「ワクチン接種後死亡した10代の件を取り上げ、警鐘を鳴らしていただき、ありがとうございます。私の大切な子どもは、ワクチン接種数時間後、あまりにも突然、変わり果てた姿となり、旅立ってしまいました。

あれから何もかも信頼できず、他人の声も入って来ず、悲しく、苦しく、もがき続けながら日々を生きています。子どもの生きた証を少しでも意味のあるものにしたいという気持ちを持ちはじめましたが、どうすればよいのか、何が正しいのかわかりません。どうか正しい情報を広く発信し、せめて未来ある若者の命、健康な体を守ってください」

❖ワクチン接種をめぐる教育現場の苦悩

私の元には全国の中学校や高校で教師をしておられる方たちから寄せられる情報も集まってきます。そのなかには、教師という立場にあることで抱える悩みも記されています。次に紹介するのは、ある女性教師からのものです。

「接種する子どもたちのことが心配です」

私は遺伝子ワクチンの危険性を知っているから当然接種していません。しかし、職場の強い同調圧力もあり、大部分の同僚の教師は接種しています。なぜ、接種しないのかと聞かれることがあっても、自分の考えをあまり語れません。もし話せば、陰謀論者としてレッテルを貼られたり、誤解されたりして孤立してしまうからです。

もっともつらいことは「ワクチン接種を生徒と父兄にすすめなさい」という学校の方針です。多くの同僚教師は生徒に接種をすすめ、父兄宛の文書を持たせています。私は「自由なんだよ！」と積極的にはすすめていません。

当然、白い目で同僚や上司から見られています。ワクチン接種に不安を抱く生徒や父母から相談を受けたときは「あくまで個人的意見ですが」と前置きを入れて、接種のマイナス面を伝えています。

そのせいか、幸い私のクラスでは接種する生徒が少ないのですが、積極的にすすめている他のクラスでは接種後、高熱を出し数日間欠席したり、集中力がなくなってボーッとしたりする生徒が結構見られます。友人が勤務する別の中学校では、未だに寝たきりになっている男子中学生がいます。

生徒だけではありません。職場で接種した同僚の若い教師（20代）のなかには副作用による高熱で1週間ほどお休みした人たちもいます。その教師たちは3回目の接種はしていませんし、子どもたちへの接種についても消極的です。

50代の男性教諭ですが、この方は接種後大腸ガンを発症し、3カ月後には末期となり死亡しました。彼の家族も同僚も、この男性教諭がワクチン接種が原因でガンになり、死亡したとは気づいていません。ただただ「変だ？　どうして？」と困惑しています。

ごく親しい同僚の教師の一人には私の考えをずっと語ってきたので、「あんたの言うことは本当だった。私も遺伝子ワクチンを打たないで良かった。生徒に強くすすめず良かった」と理解してくれました。

今後、3回目、4回目と接種する子どもたちのことが心配です。遺伝子への影響がもっとも危険と思われます。

・――・――・――・――・――・――・――・――・――・――・

さらに、教育関係者から寄せられる情報に多いのは次のようなものです。

【情報1】ワクチン接種をした5歳児が右目失明、左目視力低下

父親は、コロナワクチン接種の危険性から子どもには絶対打たないようにと奥さんに説得し続けていました。しかし、奥さんはわが子（5歳児）に接種を受けさせました。

その後、徐々に子どもの視力が低下し、ついに右目は失明し、左目はひどい視力低下でボーッとしか見えなくなってしまいました。母親は、死んでわが子にお詫びするとご主人に詫びましたが、子どもには選択の余地はなかったでしょう。被害者は無知な親を持った子どもです

【情報2】ワクチン接種で集中力を欠く男子小中高生が増加

遺伝子ワクチンを接種した小学生、中学生、高校生に見られるのは集中力の低下です。その傾向はとくに男子に多く見られます。

ほとんどの場合、接種後の発熱、倦怠感、痛みなどは2日から3日で治まりますが、その後もボーッとしていたり、集中力が欠如していたりする状態は長期に渡って続いています。しかし、塾の立場上、親に接種しないようにとは言えないことは無念でなりません。

現在（2022年11月）、ファイザー社とモデルナ社は民放テレビのCMで毎日ワクチン接種の宣伝をしています。如何にも売らんがためのコマーシャルです。ファイザー社は6

月から、生後6カ月から5歳未満の乳幼児にも接種できるワクチンも出来たと発表し、日本の厚生労働省は10月5日にそれを特例承認しました。一方、デンマークでは18歳未満へのワクチン接種は禁止しました。他の北欧諸国も若年層へのワクチン接種は慎重です。

ましてや、これから自然免疫の仕組みを形成しようとしている乳幼児の肩組織へいきなり人体毒であるスパイクタンパクの遺伝子設計図を打ち込むことは、乳幼児の免疫形成を根本から破壊してゆくことになります。後年に気づいても時遅しです。

(二) ワクチン接種による二次被害

(1) ガン再発や新たなガン発症が従来の数倍以上に！

❖ガンの増殖スピードが異常に速くなる

私の元に集まる情報や公表されている情報から、遺伝子ワクチン2回目の接種後、わずか1カ月から2カ月でガンが再発するケースが多発していることがわかります。男性については前立腺ガンや膀胱ガン、胃ガン、肺ガン、大腸ガンが多く、女性については乳ガンが多くなっています。

また、再発については、ガンの回復後、医師から「5年以内に再発しなければ大丈夫ですよ！」と言われていたのに、ワクチン接種を受けて1カ月から2カ月後に突然再発したというケースがかなり見受けられます。ガン細胞が従来では考えられないほど異常なスピードで増殖するからだと思われます。

一方、健康診断やガン検診ではまったく問題がなかったのに、2回目、3回目のワクチン接種を受けると、突然ガンが発生し、1カ月から数カ月後に発見されるという事例も出てきています。しかも、その後のガンの増殖スピードが信じられないほど速く、なかにはガン発生から末期ガンになって死亡するまで1カ月から3カ月という場合もあります。

従来はガン発生から初期ガン（ステージ1）になるまでに10年から20年かかるのが普通ですが、ガン発生からわずか半年前後で末期ガンになり死亡するというのは、ガンの増殖スピードが異常に速いためです。

おそらく、ガンの再発や新たな発症が従来の数倍以上になっていると考えられます。今後、4回目、5回目と接種が進めば進むほど、こうした傾向はますます顕著になっていくでしょう。

そのことを示すように、全国のガンセンターや国立大学付属病院ではガン患者が急に増加していますが、それがワクチン接種によるとはいっさい表明していません。もちろん、厚生労働省も認めていません。

❖ワクチン接種後にガン発症の情報が急増

私の元にも、2021年10月ころからガンの発症や再発に関する情報が日に日に増えてきました。遺伝子ワクチン2回目の接種後、わずか1カ月から3カ月で突然ガンが発見されたというものです。

ガンを切除し、落ち着いていたため医師のすすめで遺伝子ワクチンを接種したところ、1カ月後に再発したという情報もあります。たとえば、84歳の男性は、ワクチン2回目接種後1カ月で肺の3分の1にまでガン細胞が増殖していました。

同じような情報のなかから、ここでは4つの事例を取り上げておきます。

【事例1】 2回目接種後の再発スピードが驚くほど早い

2021年12月の東京セミナーの参加者のなかに、膀胱ガンが再発したという方がいました。2021年2月13日に膀胱ガンの手術を受けてガン細胞を切除しましたが、担当医師のすすめでその年の5月30日にファイザー社の遺伝子ワクチン1回目を接種しました。その後6月21日に、やはり担当医師のすすめで2回目を接種しましたが、8月20日の検査で膀胱ガンが再発しているとわかりました。

ガンの場合、一般的には「術後5年以内に再発がなければ安心です」と医師から言われることは多いのですが、この方の場合は再発スピードが驚くほど早く、「なぜ？　どうして？」と思ったそうです。私のセミナーに参加して、遺伝子ワクチンが関係しているかもしれないと気づかれました。

【事例2】接種後に突然再発した

同じ年の12月22日、ミミテック会員の方から突然、ご主人の前立腺ガンが再発したという情報が寄せられました。「どう考えてもおかしい！　どうして？」と困惑しておられました。ご主人が2年前に前立腺ガンの手術をした後、食事を改善したり、手作り酵素を取り入れたりして体質改善に取り組まれ、ＰＳＡ数値はずっと０・01で基準値（０・１）よりかなり低くなっていたからです。

たしかに、急に１・０に急上昇し、前立腺ガンが再発したわけですから、困惑されるのも当然です。私が「何かしませんでしたか？」と尋ねたところ、医師にすすめられてファイザー社の遺伝子ワクチンを2回接種したということでした。内心、「またか！」と思いました。同じような情報があまりに多かったからです。

私はガンの再発を防ぐ生活指導も行っています。自分でガンを招いた原因を知り、それを根本から取り除いていきます。ガンへの恐怖心を取り除き、生き方と食生活、生活習慣などを変えながら、ガン細胞の増殖が止まり、消滅するように体質転換をはかります。そして、ガン細胞は消えてしまうという信念と希望を持ってもらうことを大事にしています。具体的には、ガンの最大の原因となった精神的ストレスと肉体的ストレスの解消、食生活の改善、体内に蓄積した化学物質の解毒、腸内環境の改善と血液の浄化、ミトコンドリアの活性化などに取り組んでもらいます。私の指導体験では、ガンが発見された初期の段階ならば、ほんんどの場合、ガン細胞は消えてしまいます。

この方のご主人も、同じ取り組みをされ、幸い2年間は前立腺ガンの再発がなく過ごしておられました。ところが、ワクチンを2回接種した後に突然、再発してしまったのです。

【事例3】 2回目接種後から20日間、高熱と倦怠感が続く

令和4年の元日の夜、遠方にいる私の親族（男性・69歳）から電話がありました。ワクチン接種してから4カ月間、ずっと体の調子がおかしいというのです。くわしく話を聞いてみると、モデルナ社の遺伝子ワクチンを1回目に接種したときは、たいした副反応はな

く安心していました。ところが、2回目の接種をすると、その3日目に38℃の発熱があり、そのまま20日間、高熱と倦怠感が続いて寝込んでしまったそうです。

その後は、朝は身体の調子が安定しているのに午後3時ころから体がだるくなり、午後6時ころから高熱が出るという日々が続きました。ひどいときは突然39℃の高熱が出て悪寒が走り、歯がカチカチすることもあったといいます。

それから間もなくして横腹の痛みがひどくなり、総合病院でレントゲン検査を受けると胆のうが破裂していることがわかりました。2週間入院して膿出しを2回行いましたが、胃の検査も受けると、胃の入口と出口の2カ所に初期ガンが発見されました。すぐに内視鏡手術で切除して、やっと落ち着いたところだという話でした。

【事例4】ガンセンターの医師は関係性はわからないと言うが……

71歳の男性は、ファイザー社ワクチン接種から半年足らずで余命2週間の末期ガンが発見されました。その年の7月に受けた血液検査では血圧が少し高い程度で、他に問題もなく健康でした。同じ7月に2回目のワクチン接種をしていますが、とくに目立った副作用はありませんでした。もともと飲酒はまったくせず、タバコは吸っていましたが、肺に問題はなく元気で過ごしていました。

ところが、12月初め、夜9時まで寒い中で庭の木を切り片づける作業で身体が冷え、相当体力を消耗したためか、体調を崩して3日間寝込んでしまいました。それでも回復せず、さらに1カ月以上、食事はほとんど摂れず、歩こうとするとフラフラする状態が続き、かなり痩せてしまいました。

年明けの1月5日にガンセンターで受けた血液検査では、白血球数が15440、腫瘍マーカーCEAが1500と高いことから悪性腫瘍（ガン）が疑われました。腎臓の状態も非常に悪く、腹水が溜まっていることもわかりました。

1月14日に出た検査結果で、なんとステージ4の末期膵臓ガンであると診断され、肝臓にも腹膜全体にも拡大していて、長くても余命2週間と宣告されたのです。そのままガンセンターに入院しましたが、血圧は100を切っていて、腹水が増加し続けている状態であり、もはや治療法はないと言われました。

1カ月前までは元気だったわけですから、奥さんはご主人の突然の末期ガンに大変なショックを受けていました。奥さんは遺伝子ワクチンを接種しないようにと話していたのですが、接種を受けました。

ガンセンターの医師は遺伝子ワクチンとの関連性はわからないと言っていたそうですが、医師の予想通り2週間後の1月27日に亡くなられました。

医療の常識では、膵臓ガンが突然発症し4カ月から5カ月で末期状態にまで進行することは、まずあり得ないことですが、これは実際に起きたことなのです。


私の元にある情報を紹介しましたが、その他にも似たような情報は次々と集まってきています。身内の70代、80代の高齢者が6月、7月に2回目の遺伝子ワクチンを接種したが、それから半年後の1月、2月になってガンを発症し、亡くなったというのです。どの場合も、ワクチン接種前の検査ではガンが発見されていませんでした。ご家族は当然、「どうして、こんなに早くガンで死んじゃうの？」と疑問を持ちます。

ある国立大学付属病院では、ガンの再発や急激なガンの進行、さらには初期ガンが発見される件数の急激な増加が、ワクチン接種後に集中していることが話題になっているという情報も入ってきています。同じことが複数の大学附属病院や民間の総合病院でも起こっているようです。

私の元にも最近、似たような情報が寄せられています。いくつか紹介します。

【事例5】ワクチン接種後に直腸ガンの再発で死亡した72歳の女性

この女性は初期の直腸ガン（ステージ1）で2021年3月に手術を受けました。担当医師から「基礎疾患（ガン）のある人こそ新型コロナに感染すると重症化するから、早く遺伝子ワクチンを接種してください」と強く言われ、本当は接種したくなかったけれど止むを得ず接種したそうです。6月に1回目、7月に2回目とファイザー社の遺伝子ワクチンを接種しました。

すると、翌年（2022年）3月18日の検査で直腸ガンが再発していること、しかも驚くことにステージ3にまで進行していることがわかりました。担当医師は「おかしいな？こんなに早く同じ個所が再発するなんて。これほどのスピードでガンが増殖することは有り得ない」と首をかしげていたそうです。

その後、彼女は体がだるく、仕事もできず、入退院をくり返し、結局10月23日に死亡したと、息子さんが知らせてくれました。

【事例6】手術後落ち着いていた乳ガンが急に再発した53歳の女性

この女性は2020年に乳ガンの手術を受け、その後は再発もなく状態が落ち着いていたので安心していました。ワクチン接種は2回目まで受けていましたが、担当医のすすめで2022年4月に3回目を受けました。ところが1カ月後の5月に、突然乳ガンが再発し、ショックで落ち込んでいます。

【事例7】担当医師のすすめで3回目の接種直後、大腸ガン再発で余命1カ月と宣告された53歳の男性

この男性は大腸ガンの手術後、再発もなく安心して生活していました。そんななか、担当医師のすすめもあって、1回目、2回目、3回目とワクチン接種を受けました。すると、3回目を受けて3カ月後の検査でガンの再発が判ったのです。しかも、転移までしていて、腸と腰のガンも併発し、末期状態まで進行していました。担当医からは余命1カ月と宣告されましたが、こんなにガンの進行が速いのは見たことがないと驚いていたそうです。もはや処置する手立てが無いと言われ、家族で途方に暮れているといいます。

【事例8】3回目の接種後、ガン発生で余命1カ月と宣告された69歳の母親

これは息子さんから寄せられた情報です。

田舎に住む69歳の母親は3年前に卵巣ガンの手術を受けています。その後は再発もなく安心していました。ところが3回目のワクチン接種を受けた4カ月後の2022年6月に膀胱ガンが発見され、しかも余命1カ月と診断されました。これほどいっきに末期まで進行することは、今までの医学では考えられないことでしょう。

結局、この方の母親は半月で亡くなりました。

【事例9】3回目接種後いっきに大腸ガンが進行し余命3カ月と宣告された36歳の男性

この男性は2021年春、大腸ガンの手術を受け、その後は抗ガン剤治療を続け安定していました。ワクチン接種は担当医師のすすめで同じ年の秋に2回目、2022年5月には3回目を受けました。ところが、その後いっきに大腸ガンが進行し、7月には余命3カ月と宣告されました。

【事例10】3回目の接種後、乳ガンが再発し半年で死亡した64歳の女性

この女性の友人から寄せられた情報によれば、2021年夏に遺伝子ワクチンを2回接種したそうです。3年前に乳ガンの手術をし、その後は状態が安定していたのに、ワクチ

ン接種を受けた年の12月のガン検診で乳ガンの再発が判明し、すでに末期近くまで進行していたといいます。それから半年後の6月に死亡しました。

【事例11】3回目の接種後、乳ガンが再発した56歳の女性

この女性は2年前に乳ガンの手術を受けていました。術後は症状が安定し、再発の兆候もなく安心していました。ところが2022年2月に3回目のワクチン接種を受けた後、5月のガン検診で乳ガンの再発が判りました。

ガンや基礎疾患のある人こそ感染予防のために必要と言われてワクチン接種したわけですが、そのためにガンが再発したかもしれないとたいへんショックを受けています。

【事例12】2回目の接種後、初期肺ガンを発症し、3回目の接種後いっきに肺ガンが大きくなった65歳の男性

ワクチン接種以前の健康診断ではすべて正常数値でまったく健康でした。2021年6月の2回目接種では副反応もなく安心していたといいます。ところが9月の健康診断で肺に1cmの灰色（ガラス状）の影が発見され、初期の肺ガンと言われました。

その後、担当医師から、新型コロナウイルスに感染して重症化するとまずいので3回目の接種をするようにとすすめられ、2022年3月に済ませました。ところが、7月の検査で3㎝の黒い影が見つかり、肺ガンが急激に大きくなっている疑いが強いと言われたのです。担当医師は「おかしいな！」と首をかしげるばかりだったそうです。

事例13　2回目の接種後、乳ガンを発症し、3回目の後いっきに大きくなった50歳の女性

この情報を寄せてくれた女性は遺伝子ワクチンの危険性を考えて接種していませんでした。家族にも危険性について説明していたそうですが、妹さんは「陰謀論にはまってるんじゃないの？」と言って本気にしていなかったそうです。

ところが、その妹さんが2回目を接種して3カ月後、乳ガンが発見されました。それでもガンの人はコロナに感染すると重症化しやすいから3回目の接種を受けたほうがいいと医師にすすめられ、そうしましたが、乳ガンはさらに大きくなってきて、本人は「どうして？」と途方に暮れているそうです。

この方の叔父さんは、3回目接種後、神経のしびれが出はじめました。病院では原因不明と言われ、さらに4回目の接種を受けると、神経のしびれだけでなく震えや痛みも出て

きて、どんどんひどくなりました。結局、杖なしでは歩けないところまで悪化し、いっきに20歳くらい老けてしまったように見えるそうです。

【事例14】両親共、2回目のワクチン接種直後にガンを発症し半年で亡くなった50代女性

この情報を寄せてくれた女性の父親（82歳）と母親（78歳）は、ともに2021年5月に1回目、6月に2回目のワクチン接種を受けました。父親は1回目接種後に体調が悪化しましたが、それでも2回目の接種を受けました。その直後に肺ガンが発見されたのです。

それ以前の健康診断では肺ガンの兆候はまったくありませんでした。それなのに、いっきに肺ガンが進行し、半年で末期肺ガンとなり亡くなりました。

母親は、7年前に膵臓ガンを患い、手術を受けていました。その後は再発もなく安心して過ごしていましたが、6月に2回目の接種を受けた後、卵巣に転移していることが判りました。9月に卵巣ガンの摘出手術を受けましたが、すでに肝臓や他の部位にも転移していて、10月31日に亡くなっています。

⑵ワクチン接種後にスパイクタンパクが拡散（シェディング）されている

❖全国から奇妙な情報が入ってくるようになった

多くの国民が2回目のワクチン接種を終えて3カ月経った12月ころから、遺伝子ワクチンを接種していない方たちから奇妙な情報が入ってくるようになりました。「PCR検査では陰性なのに、コロナウイルスに感染したような症状が続いている」「遺伝子ワクチンは接種していないのに、体のだるさ、疲労感、倦怠感、息苦しさ、咳、胸の痛み、発熱、吐き気など新型コロナウイルスに感染したような症状が続いている」「PCR検査や抗原検査では陰性で、医師からは原因不明と診断された」などといったものです。

とくに2022年2月に入ると、同様な情報が毎日のように入るようになりました。それらの情報には、いくつかの共通点がありました。

①遺伝子ワクチンは接種していない

②PCR検査や抗原検査では陰性で、新型コロナウイルスにもインフルエンザウイルスにも風邪にも感染していない

③同居している家族にワクチン接種者がいる
④職場の同僚のほとんどが遺伝子ワクチンを接種している
⑤長時間対面するお客様にワクチン接種者がいる

さらに情報が集まるにつれて、あることがはっきりしてきました。それは、ワクチン接種後2カ月くらい経過したころから、体内で作られたスパイクタンパクや遺伝子ワクチンに含まれる毒性のある化学物質（酸化グラフェンなど）が呼気や汗、唾液、体液などで周囲に拡散されているということです。これは、シェディング（＝排出）といわれる現象です。スパイクタンパクや化学物質を無自覚に拡散する当事者はスプレッダーといわれます。

シェディングがワクチン接種後2カ月目ころからはじまるのは、遺伝子ワクチンの接種でmRNAが筋肉組織に入ると、6週間から8週間で大量のスパイクタンパクがつくられ、それが体外にあふれ出して排出（シェディング）されるようになるからです。

集まった情報を見ますと、感染症状が出ている人たちは、家族や職場、学校など周囲にスパイクタンパクが拡散されている環境に置かれていることがよくわかります。

シェディングを受けると、新型コロナウイルスに感染したような症状が現れると述べましたが、具体的には、だるさや倦怠感、微熱のほかに、高熱が1週間以上続く、疲労感がいつまでも抜けない、一日中眠い、関節の痛み、咳、赤い湿疹やじん麻疹のような皮膚炎、内出血、不正出血、月経過多、脱毛症状、目のかすみや疲れ目、痛みのないヘルペスもどき症状などです。

新型コロナ感染を疑ってPCR検査を受けても陰性ですし、病院の診察では原因不明と診断され治療方法もないままです。スパイクタンパクがあまりにも極小（10ナノレベル）のため、発見できないからです。

3回目、4回目、5回目とワクチン接種をくり返すほど、体内に入ったmRNAによってスパイクタンパクが生産され続けます。そのスパイクタンパクが呼気や汗などとともに体外に排出され、周囲の人の体内に入って蓄積されていきます。

このことは、周囲にスパイクタンパクが拡散され続ける環境がなくなると、徐々に症状が消えていくという情報が多いことからも確認できます。

❖シェディングによる被害にどう対処するか

私は免疫力と生命力を高める存在として「原始ソマチッド」に注目しています。

一般に、微生物から動物までの生命体はタンパク質を中心に構成されていますが、その主要な構成元素は炭素です。ところが原始ソマチッドは、炭素ではなく珪素という元素から構成されています。当然、DNAは持っていませんが、意識、意志、感情を持った宇宙最小の生命体なのです。この原始ソマチッドがスパイクタンパクを分解して消滅させる働きを担っていることがわかってきました。

人体細胞図

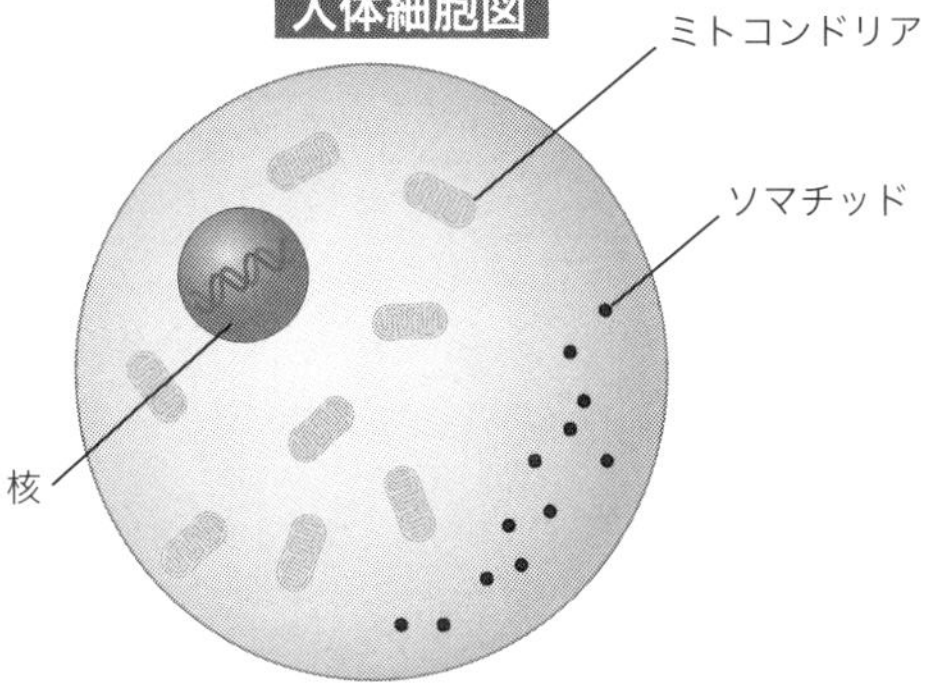

ところで、体内で解毒の主役をしているのは一つひとつの人体細胞内に100個から4000個存在する「ミトコンドリア」です。その主な働きはエネルギーを生産することですが、体内の毒物を解毒する働きも行っています。原始ソマチッドは、そんなミトコンドリアの働きを飛躍的に活性化してくれます。

私は、この原始ソマチッドが豊富に含まれているのが「原始ソマチッド珪素（十勝産石英斑岩のパウダー）」と「森の香り精油」であることを確認しています。これらを摂り込むことでミトコンドリアが活性化し、シェディングによって体内に入ったスパイクタンパクの分解も飛躍的に高まります。そのことを示す情報も増えていきます。

くわしくは4章で述べますが、原始ソマチッド珪素は北海道の日高山脈の石英斑岩（7割が珪素）をパウダー化したものです。珪素の殻の中には原始ソマチッドが大量に存在し、きれいな水に溶かすと珪素の殻をこなごなに破って原始ソマチッドが飛び出し、飲用することで腸から血液、全細胞へと入っていきます。

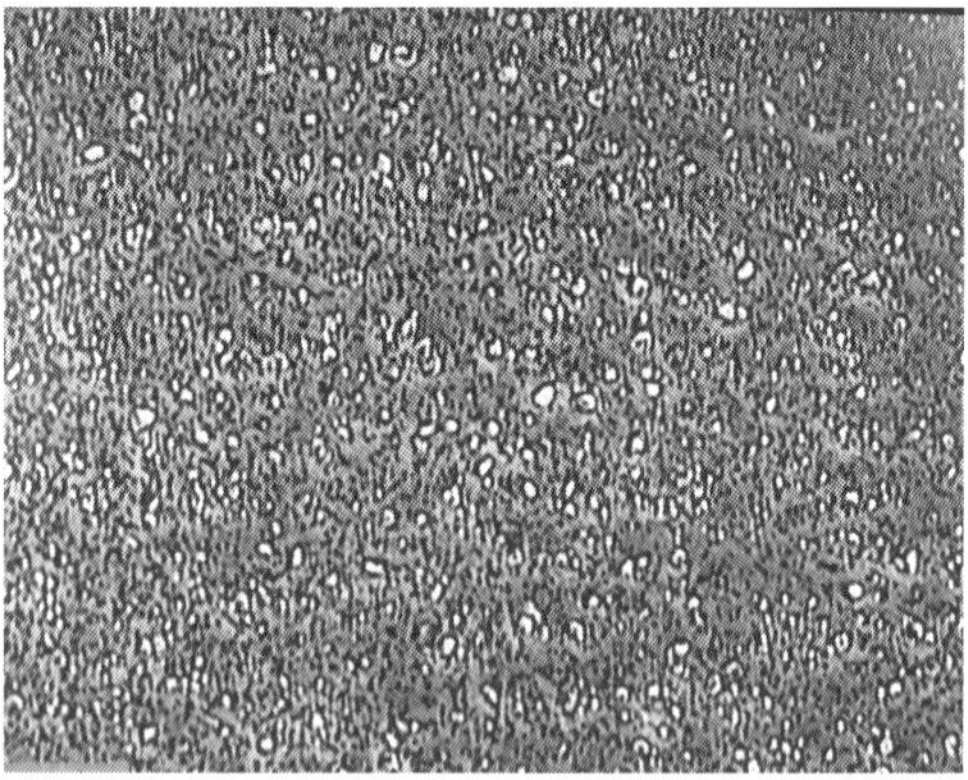

水に溶かした原始ソマチッド珪素

写真をご覧ください。これは原始ソマチッド珪素を溶かした水を位相差顕微鏡で観察した写真です。小さい黒い点が原始ソマチッドです。白色の小さいかけらが珪素です。これを飲用したり、肌に塗ったり、湿布シートとして使えば、極小の原始ソマチッドと珪素が体内に入り生命活動を開始します。

一方、「森の香り精油」は、木曾御嶽山の檜をはじめ、青森ヒバ、秋田杉、北海道のトド松、熊本楠など35種類の針葉樹などから抽出した樹液です。どの木も国有林の巨木で、樹齢は数百年から千年以上です。民有林の場合は寿命が100年前後ですから、その10倍以上の寿命です。

この「森の香り精油」をナノレベル（100万分の10ミリ前後）の超微粒子にして室内に噴霧する機器が「MORI AIR」です。それによって空気中に噴霧された「森の香り

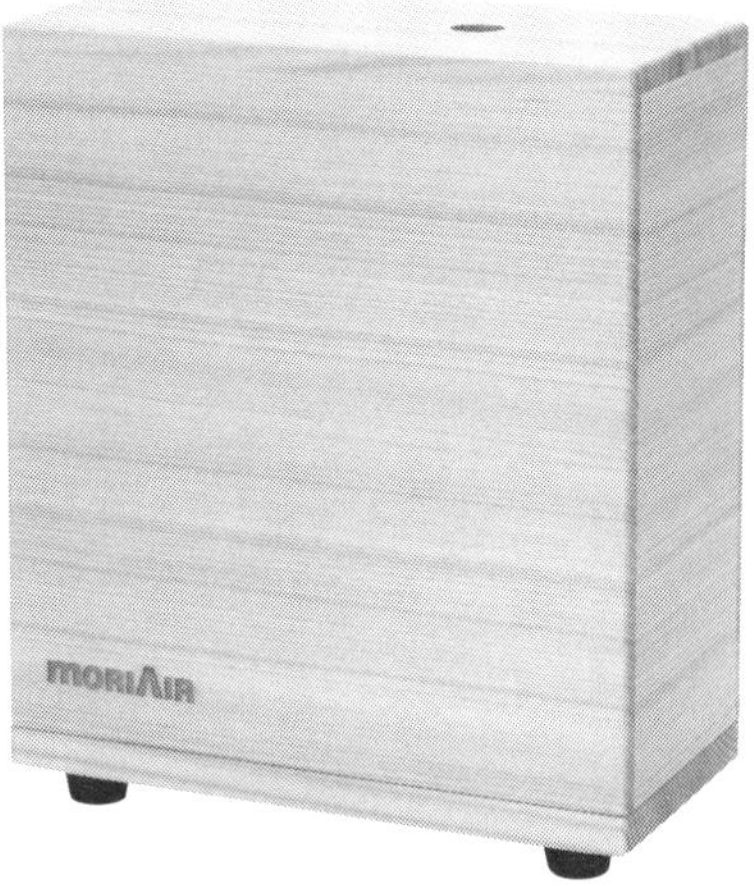

MORI AIR

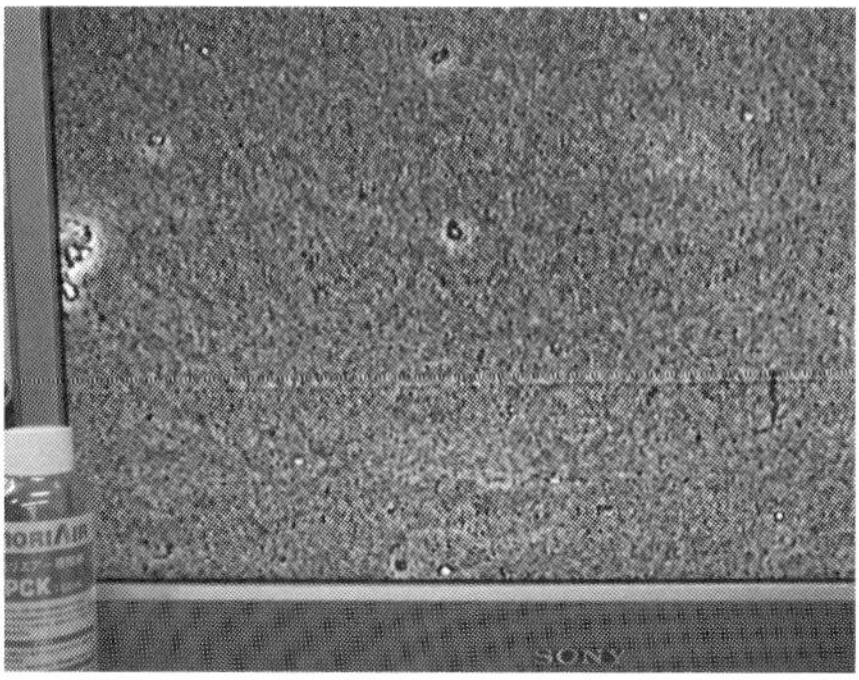

森の香り精油に存在する大量のソマチッド

精油」に含まれる原始ソマチッドは、鼻から吸入され、肺、血液、全細胞へと入っていきます。

ちなみに、MORI AIRで空気中に拡散される「森の香り精油」にはフィトンチッドパワーの働きもあります。それによって瞬時に空気中の新型コロナウイルスやインフルエンザウイルスをはじめ、さまざまな病原ウイルスを殺します。病原菌、有害カビ菌、腐敗菌などや、ダニ、白アリなどの害虫まで殺してしまいます。その一方、有益な菌は保護してくれます。

ここで、私の元に集まってくる情報からシェディングの被害を受けていると思われる状況と、その後どのような対応をしたかを伝える情報をいくつか紹介します。

【事例1】夫が接種後に膵臓ガンを発症し半年後に71歳で亡くなったが、その介護中にシェディングを受けたようだ

主人は2021年7月に2回目のワクチン接種を受けた後に膵臓ガンを発症しました。それからは異常と思えるほど進行が早く翌年1月27日に末期ガンで死亡しました。ワクチン接種直前の血液検査では異常はまったくなく健康そのものでしたから、医師は「3カ月間

でガン死亡」と診断書に記入しました。

この間、主人の介護をしていた私は、主人が亡くなった直後から倦怠感、疲労感が続き、食欲もなくなりました。葬儀やその後の処理も加わって疲れがピークに達していましたし、精神的なストレスも重なったせいかなと思いましたが、どんどん新型コロナウイルスに感染したような症状になったのでPCR検査を受けました。結果は陰性でした。

私はワクチン接種を受けていなかったので、これが松井先生から聞いていたシェディングかもしれないと思いました。遺伝子ワクチンを接種していた主人を介護するため毎日、側にいましたから、スパイクタンパクを大量に吸い込んでいたようです。

そこで、手作り酵素を原始ソマチッド珪素を溶かした水で薄めてたくさん飲み、MORIAIRの噴霧秒数を長くして夜は寝ていました。お蔭で少しずつ症状が回復し、1カ月半くらいでほぼ元の状態に戻りました。

【事例2】私（著者）の娘の夫（30歳）が職場でシェディングを受けた

彼の職場では彼以外は皆ワクチン接種を受けていました。1日中マスクはしていましたが、「風邪かな？　いや疲れが溜まってきたのかな？」と、以前は感じたことのない疲労感や倦怠感が日に日に増してきました。

それまでは新型コロナに感染したことはなく、遺伝子ワクチンの接種も受けていませんでした。ひょっとして新型コロナのオミクロン株に感染したのではないかと上司に言われてPCR検査を受けましたが、陰性でした。ついに、頭痛と関節の痛みも出てきて38℃前半の発熱があり職場を休みました。

自宅療養を始めて4日目からは咳も出て、熱は38℃後半まで上がりました。病院でインフルエンザ検査を受けましたが、医師からはインフルエンザでも風邪でもないと言われ、原因不明と診断されました。再度PCR検査を受けましたが、やはり陰性で、新型コロナ感染でもなかったのです。

ところが、10日以上経っても症状は治まらず、1日中ベッドに伏せていました。そのとき娘は、私が話していたシェディングのことを思い出したようで、「ひょっとして、それかもしれない」と思い、私に連絡してきたのです。

さっそく、原始ソマチッド珪素を溶かした水を1日1リットル以上飲み、MORI AIRを連続噴霧にして寝ていました。すると、徐々に熱が下がりはじめ、5日間で元の状態に戻り、6日目には職場に復帰できました。

【事例3】倦怠感と眠気が2カ月続いた

私は、医療事務の仕事をしている46歳の女性です。周囲の同僚は、ほとんどがワクチン接種を受けています。受けていないのは自分だけですが、それまで感じたことのないダルさと眠気が日に日に増してきました。

睡眠時間は十分に取っているのに、それでも午後になると倦怠感と眠気が増します。そんな状態がもう2カ月間続いています。新型コロナに感染したかもしれないと思い、PCR検査を受けると陰性でした。訳がわからず、不安な日が続きましたが、そんなとき届いた「ミミテックサポート通信」を読み、これは「同僚がスパイクタンパクを撒き散らしていて、それを私が吸い込んでいるからかもしれない」と思いました。

さっそくMORI AIRの噴霧時間を長くすると、寝室に檜の香りがあふれ気分よく眠ることができました。翌朝は目覚めがスッキリしていて、だるさは嘘のように消えていました。

【事例4】夫のワクチン接種後、自分の身体に異常が起こる

私は50代で遺伝子ワクチンは接種していませんが、主人は接種しています。主人が2回

目のワクチン接種を受けて3カ月目に入ったころから、私はひどく倦怠感を覚えるようになり、赤味がかった湿疹と咳も少しずつ出はじめました。新型コロナウイルスに感染していなくても、ひょっとしてスパイクタンパクを吸い込んでいると、こんな症状が出るのかもしれないと思いました。

原始ソマチッド珪素を溶かした水を手作り酵素に加えて、いつもより多く飲みました。MORI AIRの噴霧時間はいつもより長くして、就寝中だけでなく家にいる間は常に吸い込むようにしていたら、徐々に回復していきました。

【事例5】19歳大学生の娘が授業に参加できず寝込んでしまった

大学生の娘が突然38℃台の高熱を出し、授業に出席できずにアパートで一人寝込んでいました。それまで風邪を引いたことも、インフルエンザに感染したこともありませんし、そもそも病気になったこともなく健康で元気でした。高熱が出る以前に、倦怠感や身体のダルさが少しあったので、ひょっとしたら新型コロナウイルス（オミクロン）に感染したのかもしれないと思いPCR検査を受けさせましたが、陰性で感染していませんでした。

シェディングで周囲のスパイクタンパクを吸い込んでいたのかもしれないと思い、娘に話を聞いてみました。それによれば、周囲のクラスメイトはほとんど全員がワクチン接種を受けているといいます。その中で毎日、何ら気にすることなく対面で接していたため、スパイクタンパクをかなり吸い込んでしまったようです。

早速、手作り酵素と原始ソマチッド珪素を大量に飲み、MORI AIRを一日中、濃く噴霧するようにしました。お蔭で高熱は3、4日間で平熱に下がり、1週間で大学へ行けるようになりました。

【事例6】原因不明でフラフラになりシェディングに気づく

私はすでに70代ですが、20数年、風邪を引いたこともなく、健康で元気に過ごしていました。ところが最近、倦怠感や疲労感を強く感じるようになりました。とくにこれといった原因も考えられず変だなと思っていたところ、突然咳が出るようになりました。さらに痰も出るようになり、一日中咳と痰が続き夜も眠れない状態が10日以上続いてフラフラになりました。

風邪なら発熱があるはずなのに、それはありませんでした。もちろん新型コロナに感染したわけでもありませんし、ワクチン接種も受けていません。最終的に考えられることは、遺伝子ワクチンを接種した夫の呼気からスパイクタンパクが排出され、それを私が毎日吸い込んでいたのでしょう。

改めてMORI AIRを連続噴霧にし、手作り酵素と原始ソマチッド珪素を溶かした水を多く飲むようにしてみました。すると、1週間程で元の状態に戻りました。

【事例7】医師から「原因がよくわからない」と言われシェディングに気づく

私の家族は全員、ワクチン接種は受けていません。ところが、高3の娘に赤味をおびた湿疹が出るようになりました。はじめは今まで発症したことのないアトピーだと思いましたが、違っていました。さらに帯状疱疹が出ました。医師の診察では「痛みがないので、ヘルペスウイルスによるものではないでしょう。原因がよくわからない」とのことでした。

その後、娘の親しいクラスメイトのほとんどがワクチン接種を受けていたため、シェディングを受けていた可能性があることに気づきました。娘もそう思ったのでしょう、本気で手作り酵素と原始ソマチッド珪素を溶かした水を飲み、MORI AIRを噴霧させ、木曽檜水風呂に毎日入るようにしました。そうしていると、徐々に湿疹も帯状疱疹もどきも消えてきました。今は、対面ではシェディングも考えながら長く接しないように心がけているみたいです。

【事例8】中学2年の孫娘に新型コロナウイルスに感染したような症状が出る

ワクチン接種を受けていない中2の孫娘に突然、新型コロナウイルスに感染したような症状が出ました。念のためにPCR検査を受けましたが陰性でした。

クラスメイトの多くがワクチン接種をしているので、何ごとにも敏感な孫娘はシェディングを受けたかもしれないと思い、MORI AIRを噴霧させて寝たところ、一晩で症状が消えてしまいました。結局、孫全員の部屋でMORI AIRを噴霧するようにしました。ワクチン被害がこんなところにまで及んできたことに正直驚いています。

【事例9】夕方になると原因不明の発熱（38℃）が1カ月以上続いた

私は46歳の女性ですが、毎日夕方近くになると体がだるくなり、38℃の高熱になる日が続きました。新型コロナウイルスに感染したかもしれないと思い、病院で抗原検査を受けると陰性で、他に原因は見当たりませんでした。結局、1カ月以上、憂鬱で辛い日々が続きました。

ところが、職場の部署が変わったときから徐々に症状が和らぎました。その後、松井先生のセミナーに参加したときにシェディングのことを知り、それまでの症状にも関係していたのだと納得しました。しばらくいたその部署は、とくにワクチン接種を何回も受けている同僚が多かったのです。

その後、MORI AIRを噴霧させ、原始ソマチッド珪素を水に溶かして飲むようにしていると、シェディングが疑われるような症状はまったく出なくなりました。

❖毒性の高い化学物質もシェディングされている

シェディングと思われる情報のなかに、異臭を感じるというものがあります。たとえば、甘酸っぱい加齢臭に似た臭いを感じるとか、異臭で吐き気を催すといった事例があります。それは、スパイクタンパクだけでなく、遺伝子ワクチンとともに体内に入った化学物質もシェディングされていることを示しています。

遺伝子ワクチンには化学物質として「酸化グラフェン（酸化鉛）」が混入されていることが世界中の検査機関で判明しています。それ以外にも、遺伝子ワクチンには従来のインフルエンザワクチンには含まれていなかった毒性の高い数多くの化学物質が含まれているという指摘もあります。それらがワクチン接種で体内に蓄積されると、その後体外にシェディングされていると思われる情報も増えています。

ところが、そうした危険性に対する治験はまだ完了していません。それでも国民は、何があろうと「自己責任で接種します」と同意書にサインをしたうえで接種を受けているため、メーカーは何ら責任を問われないようになっているのです。政府も同様です。

私の元に寄せられる非接種者からの情報を精査していくと、とくに酸化グラフェンの影響と思われる現象が起こっていることがわかります。そのひとつが、1歳から16歳くらいまでの幼児や子どもに突然発症する原因不明の「急性肝炎」です。

ワクチン接種が早くから始まった欧米では、すでにこのことが報告されています。それはウイルス性肝炎でもなく、検査してもまったく原因がわからない新しい急性肝炎です。日本でも、2022年5月に入って次々と患者が見つかっています。海外では幼児の死者も出ていて、テレビニュースやメディアでも数多く報道され、WHOでも世界的な現象として問題視されています。

一般に急性肝炎は、輸血などで感染したC型肝炎ウイルスやB型肝炎ウイルスによって生じます。しかも、患者は大人であって子どもに発症することはありません。政府寄りの学者のなかには「新型コロナウイルスのオミクロン株が影響を与えているのかもしれない」などと無責任な発言をする人もいますが、これには何の根拠もありません。それでも、遺伝子ワクチンに原因があるとは絶対に認めません。

しかし私の元に集まる情報を分析すると、この急性肺炎の原因はスパイクタンパクだけでなく、遺伝子ワクチンに含まれる酸化グラフェンにもある可能性が高いと思われます。酸化グラフェンは黒鉛を酸化させナノ粒子大の微粉末にした有害金属物質であり、磁性を持った電気誘導体物質です。

この酸化グラフェンが体内細胞に入ると、人体は電磁波に反応するアンテナのようになります。とくに脳血液関門を通過して脳神経細胞に入ると、精神誘導されやすい人間になる可能性もあります。なんと、このような危険性のある酸化グラフェンが遺伝子ワクチンのアジュバンド（刺激金属物質）として入っているのです。

もう少し、酸化グラフェンについて説明します。酸化グラフェンは単独では細胞内へは入れません。脂質の性質を持った細胞膜を通過して細胞内に侵入するためには脂質の性質を持つ必要があるからです。そこで役立つのがｍＲＮＡを包んでいるカプセル膜を構成する脂質ナノ粒子です。

脂質ナノ粒子は以下のような四層構造になっています。
①ＰＥＧ＝ポリエチレングリコール（分解されないため）
②イオン化脂質（プラスの電荷を持っているため）
③リン脂質（細胞膜にくっつくため）
④コレステロール（血液中で移動しやすいため）

酸化グラフェンは、このうちのイオン化脂質とくっつき、細胞膜を通過して細胞内に侵入します。とくに脳細胞内に侵入すると記憶障害や精神障害を誘発しますし、全身の神経細胞内に侵入するとさまざまな神経障害が発症する危険性が高くなると考えられます。

体内に存在する毒性物質を解毒する主な臓器は腎臓や肝臓です。もちろん酸化グラフェンも解毒しようとします。その結果、解毒された酸化グラフェンがシェディングされる可能性も出てきます。とくに母親の場合は、母乳や呼気、体液などを通して乳児や幼児、子どもにシェディングされる可能性が高くなります。それによって、子どもたちに増えている原因不明の急性肝炎が発症していると考えてもおかしくありません。

従来の乳幼児ワクチンやインフルエンザワクチンなどには、アジュバンドとして有機水銀（チメロサール）が使われています。それが体内で増え続けることが、子どもたちの１

割近くに現れる発達障害の原因になっています（2022年12月に文部科学省は子どもたちの8・8％に発達障害があると発表している）。また、高齢者の認知症の原因にもなっています。ここまで発達障害や認知症が急増したのはまちがいなく、戦後にワクチン接種が始まってからのことなのです。

これだけでも大変な社会問題ですが、今回の新型コロナ遺伝子ワクチンには有機水銀（チメロサール）に替わって酸化グラフェンがアジュバンドとして大量に入っています。この酸化グラフェンは磁性を持っていると述べましたが、脳細胞や全身の神経細胞に蓄積されると5Gなどの電磁波の影響がますます大きくなります。もちろん、3回目、4回目、5回目と接種回数が増えれば増えるほど、もっと大きくなります。

その影響はワクチン接種を受けた本人に限ったことではありません。スパイクタンパクの製造工場になり、酸化グラフェンなどの毒性物質が蓄積された人体からは、それらがシェディングされるという危険性をはらんでいるのです。

❖ワクチン非接種者のシェディング被害対策

シェディングについて、いち早く警鐘を鳴らしたのがウィスコンシン医科大学名誉教授であり、統合医療クリニック徳の院長である高橋徳先生です。

先生の著書『コロナワクチン接種者から非接種者へのシェディング（伝播）――その現状と対策』の中では、シェディングを受けたワクチン非接種者に出た症状として、「呼吸器（咳・痰・息苦しさ・胸部圧迫感・胸部絞扼感）、循環器（動悸・心臓痛・血圧上昇）、消化器（食欲減退・胃痛・胃もたれ・吐き気・嘔吐・腹部膨満感・下痢・下血）、泌尿器（膀胱炎・排尿時痛・陰部の痛み・腫れ・勃起不全）、婦人科（不正出血・生理周期の乱れ・乳房の痛み）などがシェディング被害として報告されています。加えて、発熱・悪寒・頭痛・めまい・頭重感・刺激臭（異臭）・口内炎・湿疹・蕁麻疹・筋肉痛・関節痛・神経痛などの全身症状を伴うこともあると記されています。

ワクチン非接種者がシェディングの影響からわが身を守るためには、ワクチンを複数回接種した人と同じ空間に長くいることを避けることです。そのためにはマスクの着用も考えられますが、残念ながらまったく役に立ちません。なぜなら、呼気で吐き出される（シェディングされる）スパイクタンパクや酸化グラフェンなどの化学物質はどれも10ナノメートル以下で超極小の大きさだからです。

新型コロナウイルスはそれより大きく100ナノメートル（＝10分の1ミクロン＝1万

分の1ミリ）ですが、隙間がその50倍（5ミクロン）もある不織布マスクではまったく役に立ちません。ましてや、スパイクタンパクはそのウイルスよりさらに10分の1ほど小さいため、不織布マスクは難なく通過して体内に侵入してしまいます。空気清浄機で防ぐこともできません。

その点、MORI AIRは空気中に浮遊するスパイクタンパクをそのまま空間で不活性化することができます。実証実験では、すべての有害なウイルス、病原菌、カビ菌を瞬間に殺して（不活性化して）しまうフィトンチッドパワーを持っていることも確認されています。また、森の香り精油が吸引されて体内に入ると、そこに含まれる原始ソマチッドがスパイクタンパクを分解してしまいます。

じつは新型コロナウイルスもスパイクタンパクも、昼間の交感神経優位で気が張っているときはその活動が鈍くなっています。ところが、夜の睡眠中、副交感神経優位になると動きが活発になり、症状がひどく現れやすいのです。ですから、夜の就寝中のほうがMORI AIRはより効果的に作用することもわかっています。

さらに興味深いことがあります。MORI AIRが噴霧する森の香り精油に含まれる原始ソマチッドの働きは精神面の影響を受けることがわかっています。不安や心配、恐れ、執着心といったネガティブ思考が強い人ほど働きが低下し、逆に純真でポジティブな思考をもつ、信念が強い、執着心がない人ほどパワフルに働きます。

ワクチン接種が驚くほど進んだ社会状況のなかで、まったくシェディングの影響を避けることは難しいでしょうから、今できることはすでに体内に入ってきたスパイクタンパクを分解し、さらに遺伝子ワクチンに含まれる毒性物質を解毒することです。それを可能にする原始ソマチッドへの理解が進むことを願っています。

❖シェディングを受けるほど新型コロナウイルスに感染しやすい

私の元に集まってきた情報から、シェディングが疑われる事例を先に紹介しましたが、2022年5月ころから、それまでとは違ったスピードでシェディングに関する情報が集まってくるようになりました。シェディングを受けたワクチン非接種者が新型コロナに感染しやすくなったというものです。

それは、7月後半になり、第7波のオミクロンBA・5が猛威を震い感染がピークに達したころから、さらに加速しました。とくに目立ってきたのは、基礎疾患を持つワクチン非接種の高齢者がシェディングを受け続けることで基礎疾患がいっきに悪化し、ときには死に至ることもあるというものです。

遺伝子ワクチンを打っていない赤ちゃんや子どもがシェディングの被害を受けていることは先にも述べましたが、基礎疾患を持っているワクチン非接種の高齢者がシェディングの影響を受けると、ガンや心臓病、脳血管疾患、糖尿病などの持病がいっきに悪化し、死に至る危険性さえあるのです。それは、基礎疾患により免疫力が低下しているところでシェディングを受けると、スパイクタンパクが血管内壁に突き刺さって血流障害を招くからです。その結果、酸素と栄養素の補給が不足し、免疫力が低下している臓器や器官ではガン細胞が急激なスピードで増殖しやすくなります。

そのことを示す情報も集まってきています。いくつか紹介します。

【事例1】毎週通う診療所の待合室でシェディングを受けて急に視力低下と手足のしびれが進み、歩行に支障が出た

ワクチン接種を受けていない77歳の男性は、糖尿病と高血圧の持病を抱えていました。週2回、診療所へ通っていますが、そこは高齢者のサロンのようになっていて、1時間も2時間も順番待ちをすることさえあります。来院している高齢者の大部分（100%近く）

が遺伝子ワクチンを3回、4回と接種しているため、この男性は知らないうちに毎週シェディングを受けていたようです。医師も看護師もワクチン接種を3回、4回と受けていました。

シェディングで体内に侵入するスパイクタンパクが血流障害を招き、視力の急激な低下や手足のしびれ、歩行障害につながっていたものと思われます。腎臓にガンも発見されました。

【事例2】毎週クリニックで診療とマッサージを受けていたが、突然肺ガンに

この方は80歳の男性です。「基礎疾患があるから、遺伝子ワクチンを打ったほうがいいですよ！」と担当医師からいく度もすすめられるのを断って一度も接種を受けていません。奥さんも娘さんも遺伝子ワクチンの危険性を知っているので誰もワクチン接種は受けていません。

この方は会合にも出ないため、シェディングを受ける機会はないはずなのに、令和4年5月に突然肺ガンが発見されました。シェディングを受けたとすれば、考えられるのは毎週接触するクリニックの医師とマッサージ師くらいです。

体内に侵入したスパイクタンパクが血流を悪化させ、持病の間接性肺炎をかかえる肺に酸素不足が生じ、肺ガンの発生につながった可能性が考えられます。

【事例3】毎週通うデイケアセンターでシェディングを受け続けて新型コロナに感染し、持病が悪化して死亡（89歳の女性の娘さんからの情報）

母も私も含めて家族全員、ワクチン接種を受けていません。母は、軽い糖尿病と高血圧による心臓疾患、持病を抱えていますが、自宅で元気に暮らしていました。

毎週1、2回デイサービスに通っていましたが、そこでシェディングを受けたのだと思います。去年暮れころから帰宅する度に「疲れたー」と言ってボーッとすることが多くなり、ときどき胸が痛いとか手足がしびれるとこぼすことが増えました。免疫も低下していたのでしょう、あるとき急に39・6℃の高熱が出て新型コロナのオミクロン株に感染したことがわかりました。

即入院しましたが回復せず、持病の急激な悪化で死亡しました。

【事例4】夕方になると原因不明の発熱で38℃が1カ月以上続いた（46歳の女性からの情報）

毎日夕方近くになると身体がだるくなり、38℃の高熱になる日が続きました。新型コロナウイルスに感染したかもしれないと思い、病院で抗原検査を受けると陰性で、他に原因は見当たりませんでした。結局、1カ月以上、憂鬱で辛い日々が続きました。

ところが、職場の部署が変わったときから徐々に症状が和らぎ治まりました。その後、シェディングのことを知り、それまでの症状にも関係していたのだと納得しました。しばらくいたその部署はとくにワクチン接種を何回も受けている同僚が多かったからです。


これらの事例にもあるように、シェディングを受けることで基礎疾患のある高齢者が急に悪化していると思われる情報が増えています。たとえ基礎疾患がなくても高齢者がシェディングを受けていると、健康状態が急変するような事態も起こってくる可能性が高まるでしょう。

原始ソマチッドには、シェディングにより体内に侵入してくるスパイクタンパクの分解や遺伝子ワクチンに含まれる毒性物質の解毒を可能にする働きがあることを示す事例を先に紹介しました。その後も、同様な情報が蓄積されていますので、さらにいくつか紹介しておきます。

【事例5】毎週の会合とイベント会場でシェディングを受けたことがオミクロン株感染につながったかもしれない

2022年5月上旬に行われたある懇親会に参加したところ、3日後から高熱が出て、抗原検査で陽性判定となりました。懇親会出席者38人中、18人がオミクロン株に感染していたのです。出席者のほとんどが感染予防と信じて遺伝子ワクチンを2回以上接種していたのに、その半数近くの人が感染してしまったのです。

私は遺伝子ワクチンの危険性を知っていたので接種していませんでしたが、この懇親会で感染する半月ほど前から身体がだるく、激しい疲労感が続いていたのです。なかなか抜けない疲労感に違和感を覚えていましたが、新型コロナウイルスに感染し隔離期間が明けてから知ったシェディングの症状とピタリと一致していることに驚きました。

思い返せば、毎週2日間あるグループの会合と、4月の中旬、そのグループのイベントに出店し、屋内で大勢の人と半日ほど過ごしたことがありました。そこでシェディングを受けていたことで、免疫力が低下し、オミクロン株に感染してしまったのでしょう。それまで風邪もひいたことがなく免疫力は高いと確信していましたから、それ以外に感染した理由が考えられないからです。

感染したときは、ＭＯＲＩ ＡＩＲと手作り酵素の助けもあって、かなり早く回復することができました。

【事例6】私（著者・松井）のシェディング体験

２０２２年5月7日（土）、８日（日）の２日間、宮崎県都城市で終日ミミテックセミナーを行い、９日（月）に宮崎空港から中部国際空港（セントレア）へ戻る航空機はプロペラ機で乗客がいっぱいでした。行きのボーイング７３７は乗客がわずか15人でガラガラでしたが、戻りのプロペラ機はほぼ満席で、機内空気はどんよりしていました。

じつは、４月の第２週からゴールデンウィークまで平日は毎日のように早朝から深夜まで2トン近い野草酵素の準備を行い、夜は執筆を夜中の3時まで行って就寝するという日々が続きました。そして土日とその前後は毎週、終日セミナーを行っていました。しかも、そのときも深夜まで執筆を行っていたので、睡眠不足による疲労が蓄積し、免疫力も低下していたのでしょう。

そんななかで宮崎からの帰りの満席の飛行機に乗っていたため、他の乗客達からシェディングを受けてしまったようでした。帰宅後ベッドに入ると、肩と背中と首筋が痛く、発熱はないが寝汗が出て眠れず、首や脇のリンパ腺や筋がコリコリになっていました。

翌日の夜はさらにひどくなったので、はっきりとシェディングを受けたことに気づきました。すぐに寝室のＭＯＲＩ ＡＩＲの噴霧秒数をもっとも長い３００秒噴霧（その後50秒停止）をくり返す連続運転にして、寝室中を檜の香りで満たしました。その状態で胸いっぱい原始ソマチッドを吸い込み続けました。

同時に「光・丹田呼吸」を続け、大宇宙の中心からの宇宙（光）エネルギーを体内に満たし続けました。これでグッスリ眠ることができ、目覚めたときはほとんど本来の状態に回復していました。

大人と比べ、赤ちゃんには原始ソマチッドが二桁以上多く存在していますが、私の身体にも同レベルの原始ソマチッドが存在しています。このときはさらに大量の原始ソマチッドを吸い込みながら、原始ソマチッドの最大のエネルギー源である宇宙（光）エネルギーを体内に満たしました。

その結果、シェディングで私の体内に入ったスパイクタンパクが短時間で分解されたのでしょう。お蔭で一夜にして身体は元の状態に戻っていました。私と似た体験をしている方からの情報も増えてきています。

【事例7】39・5℃の高熱が一晩で下がった（女性・50代からの情報）

私の勤務先が医療機関のため、私以外の同僚は全員、少なくとも2回以上ワクチン接種を受けています。そして、さらに同僚の多くが3回目の接種を受けて3カ月経ったころから、私の身体に変調が出はじめました。身体のだるさと疲労感を感じるようになり、十分に睡眠をとっても治まるどころか日に日にひどくなるとともに、微熱と節々の痛みも出はじめました。

それでも仕事を続けていましたが、ひょっとしたらと思い抗原検査を受けると陰性でオミクロン株に感染したわけではありませんでした。それでも状態は悪くなり、ついに39・5度の高熱が出て仕事を休みました。訳がわからず戸惑いましたが、シェディングのことを知って、これかもしれないと気づきました。

その夜からMORI AIRを連続噴霧し、手作り酵素と原始ソマチッド珪素を大量に飲み、ベッドで光・丹田呼吸をはじめたところ、なんと翌朝目覚めたときには平熱に戻り、身体のだるさや倦怠感、節々の痛みはほとんどとれていました。改めて、原始ソマチッドと宇宙のエネルギーを取り入れる「光・丹田呼吸」の凄さを知りました。

【事例8】ワクチン接種した看護師の娘を通してシェディングを受けウイルスにも感染（女性・60代からの情報）

看護師をしている娘は遺伝子ワクチンを3回接種していますが、病院で新型コロナウイルス（オミクロンBA・5）に感染しました。今は10日間の隔離状態です。娘だけでなく、3回、4回と接種した同僚が何人も感染したようです。

私はワクチン接種を受けていません。でも、娘の新型コロナウイルスをもらって陽性になり、37・5℃から38・1℃の発熱があり、片頭痛の症状が出ました。娘にすすめられてロキソニンを服用したところ、熱は下がり、頭痛もおさまりました。

ところが翌日再び38℃の発熱と頭痛が戻ってしまい、再度ロキソニンを服用するといったんは症状が落ち着きますが、またぶり返すというくり返しでした。シェディングで免疫力が低下していたなか新型コロナウイルスに感染したことも影響しているのかもしれません。

ロキソニンについては、痛み止めと解熱の働きは期待できますが、逆にウイルスに対する免疫の働きを妨げるため藪蛇であったこともわかって納得しました。

その後は、MORI AIRの噴霧時間をいちばん長くして原始ソマチッドをできるだけ吸い込むようにしました。併せて原始ソマチッド珪素を毎日たくさん飲んでいると、翌々日には熱がほぼ平熱に下がり、頭痛もなくなって楽になりました。

【事例9】長期間シェディングを受けていることに気づかずコロナに感染（女性・30代からの情報）

私は毎日、接客の仕事をしています。ワクチン接種は受けていませんが、職場の同僚とお客様のほとんどがワクチン接種を受けています。とくに3回目の接種が全国的に進んだ今年の春ごろから疲れやすい日が続きました。「なぜかな?」「疲労が溜まったのかな?」と思っていた矢先、突然、朝に38℃台の高熱が出て強い倦怠感を覚えました。体温は39・6℃まで上がり、すぐ病院で検査を受けたところオミクロン株に感染していました。

それから10日ほどで高熱はおさまりましたが、微熱と咳、痰、全身の痛み、息苦しさ、胸の痛みなどの後遺症はしばらく続きました。母から譲り受けていたMORI AIRは、たまに思い出して使うくらいでした。

でも、母に言われてMORI AIRを連続噴霧して使いだしたら、なかなか抜けない後遺症がすぐに消えました。後で気づいたことですが、長期間シェディングを受けていたことで、免疫力がかなり低下していたためにコロナに感染し、その後の症状も重く、治るまで長引いたようです。もっと早くシェディングのことに気づいてMORI AIRを本気で使っていたら感染も防げたかもしれないと反省をしました。

【事例10】職場でのシェディングに気づかず新型コロナウイルスにも感染（女性・30代からの情報）

私も夫もワクチン接種は受けていませんが、職場の同僚のほとんどは3回目のワクチン接種を受けています。また、お客様と対面での打ち合わせの機会も多くあり、シェディングを受けやすい環境が数カ月間続いていました。

それでも、ずっとMORI AIRを寝室で使っていたため、疲れて帰ってきても朝にはスッキリしていました。シェディングを受けても影響が出なかったので、安心して仕事を続けていました。ところが、7月下旬に入ってから異変が起こりだしたのです。朝の目覚めが悪く、スッキリ感がありません。胸の上部に少し痛みを感じるようになり、ダルさと疲労感も強くなりました。

そして7月30日に喉の痛みを感じたため、これはいよいよ変だと思いコロナ感染を疑いました。8月1日に病院で抗原検査を受けたところ陽性反応が出て、コロナに感染したことが判明しました。熱も38℃台になっていました。

それまでMORI AIRをずっと使ってきて感染せずに済んでいると思っていたのに、どうしてだろうと思い、MORI AIRを確認したところ、なんと中身の精油（専用液）がスッカラカンになっていたのです。しばらく確認していなかったため、かなり前に切れていたようでした。どうも、そのためにシェディングで受けたスパイクタンパクが分解されないまま体内で蓄積されてしまったようです。

しかも、このころはとくに仕事が忙しい時期で、日々の疲労が蓄積し、免疫力も低下していたところに、オミクロンBA・5に感染したお客様との打ち合わせがあり、感染してしまったのだろうと思います。

8月2日からMORI AIRの噴霧時間を最大にして寝ました。すると、翌日の朝は37度台に下がりましたが、喉の痛みや声の調子はまだ悪いままでした。しかし4日の朝には平熱に下がりました。

まだダルさと身体の重みや疲労感は残っていましたが、徐々にそれも無くなり、1週間を過ぎたころには元気になりました。夫は私から感染したようで、2日遅れて抗原検査を受けると陽性でした。しかし24時間MORI AIRを連続噴霧していたお陰で、感染症状はまったく出ず、食欲は低下することもありませんでした。

【事例11】シェディングを受けたと思われる夫が感染し私も感染（女性・39歳からの情報）

私の家族は夫も子どもたちも全員、ワクチン接種を受けていません。夫は在宅での仕事が多いので安心していました。私もほとんど家庭にいます。それでも新型コロナウイルス（オミクロンBA・5）に感染してしまいました。

じつは、夫は喫茶店など外で長時間、取引先やお客様と打ち合わせする機会がときどきありました。そんなことがあった翌日になると、夫は「肩が凝る」「背中が痛い」「首が回らない」と言っていることがよくありました。ただし、熱が出ることはなく平熱でした。

ところが、ある日ついに38℃台の高熱が出ました。「これは新型コロナに感染か」と心配しましたが、翌日は36℃台の平熱に戻り、ホッと安心しました。それも束の間、翌日には再び38℃台に上がり、さらに翌日になると今度は私の喉がイガイガして違和感がありました。でも熱はありません。それで次の日、夫婦で病院を受診し、抗原検査を受けると二人とも陽性で新型コロナウイルス（オミクロンBA・5）に感染していることがわかりました。幸い、2人の子どもたちはまだ感染していませんでした。

私の兄弟も実家も皆、遺伝子ワクチンを打っていませんが、誰も感染していません。MORI AIRを全家庭で以前から設置していたことも良かったのだと思います。夫婦の部屋だけでなく、子ども部屋に設置している家庭もあります。感染した後、わが家もそうしておけば良かったと考え、昼間は夫婦の部屋、夜はリビングに、就寝中は子ども部屋に置いて連続噴霧しました。

すると、翌日には私たち夫婦の熱が平熱に下がり、咳や痰が早く出るようになりました。ありがたいことに、子どもたち2人は感染するまでには至りませんでした。

事例12 シェディングから新型コロナに感染してしまい、解熱剤の服用で長引いてしまった（女性・50代からの情報）

私は遺伝子ワクチンを打っていませんが、シェディングがあることは知っていました。仕事の性質上お客様と長時間にわたって接する機会が多かったため、ずっと気をつけていましたし、MORI AIRを事務所でも寝室でも噴霧していました。

ところが、それでもオミクロンBA・5に感染してしまい、正直驚きました。おそらく、

10日間の出張があり、MORI AIRもないホテルで過ごしているうちにシェディングを受けたからだと思います。体内にスパイクタンパクが蓄積して免疫力が低下し、何度か会食するうちにオミクロンBA・5をもらってしまったようです。

出張から戻り、3日目の朝から寒気がありました。なんとなく身体が熱く、だるさを感じながら一日中仕事をしました。夕方には寒気は止まったものの、体温を計ったらなんと39・2℃ありました。これはオミクロン株に感染したと思い、翌日朝からMORI AIRを連続噴霧にして寝ていました。それでもなかなか熱は下がらず、喉は痛く、身体はすみずみまで痛みました。

本当はそのまま寝ているのが良かったのだと思いますが、友人が持ってきた解熱鎮痛剤のカロナールを夕方と就寝前の2回飲みました。それで翌朝には37・0℃まで熱が下がり、身体の痛みも少しやわらぎホッとしましたが、夕方になると再び38℃台まで上がり、喉の痛みも身体の痛みも前にも増してひどくなりました。熱が上がることは身体が回復するために必要なことだったのに、解熱鎮痛剤を服用すると、それを妨げることになるという話を思い出しました。

確かに解熱剤の服用を止めたら、2日間は38℃が続きましたが、3日目の朝には36℃台に下がり、気持ちよく目覚めました。だるさが完全に無くなったのは、発熱がはじまって11日目ころでした。ようやく本物の自然免疫力が身についたようで、不安が消えて元気で過ごせる自信を持てるようになりました。

松井のコメント

高熱が出るのは基本的に、熱に弱いウイルスを殺し、免疫細胞を活性化し、人体の代謝活動を強化するという自然治癒力が働くために必要な現象です。ですから、解熱剤によって強制的に体温を下げることは避け、我慢して寝ているほうがいいのです。つまり、発熱そのものは病気ではなく、人体の持つ素晴らしい自然治癒力としてのサバイバル機能です。

解熱剤は細胞内で代謝エネルギーを生産するミトコンドリアの活動を止めることで一時的に熱を下げます。その間にウイルスは、水を得た魚のように喜んで大繁殖します。その結果、解熱剤はウイルスを応援し、病気を悪化させるため、かえって治りを遅くさせ、病気を長引かせることになるのです。

解熱剤の効き目が無くなったら、「知らぬ間にウイルスが大量に増えてしまった！」と免疫細胞が驚いていっせいに総攻撃を開始します。そのために、かえって高熱が出て痛みもひどくなります。もし、解熱剤をくり返し何度も服用していると、ウイルスと闘った免疫細胞の死骸が増えていき血栓が大量に発生します。その結果、血管が詰まり、サイトカインストーム（免疫暴走）が生じ、心筋炎などで死に至ることさえあります。

【事例13】東京出張中にシェディングを受け新型コロナに感染するも2日間の微熱だけで回復した（著者自身の情報）

7月末に東京でセミナー、打ち合わせ、ミーティングと4日間にわたってたくさんの方たちと接触するなかでシェディングを受けたようです。いつもなら昼間シェディングを受けても就寝中MORI AIRの吸入で、体内に侵入したスパイクタンパクを原始ソマチッドが分解してしまうため被害を受けることはありません。しかも私の終日セミナーではMORI AIRを連続噴霧しているため、セミナー参加者も講師の私もシェディングから守られています。

ところが、打ち合わせやミーティングではMORI AIRの無い環境で人と接する時間がいつもより長くなったことや、帰りの新幹線が満席でオミクロンBA・5の感染リスクがかなり高くなっていたことが重なったのでしょう。帰ってから3日目の就寝時、若干のダルさを感じました。すると翌朝は37・5℃の微熱と喉の違和感、顔のほてりと強いダルさがありました。発熱で寝込むのは20年ぶりでした。

他人事でなく私自らがオミクロンBA・5に感染したなと思い、MORI AIRを30秒噴霧（5秒一時停止）の連続噴霧にし、食事は摂らず手作り酵素と原始ソマチッド珪素を大量に摂りながら寝ました。その週末には連続2日間の終日セミナーが大阪で予定されていましたが、念のため1週間後のお盆最中へ延期しました。一般的に、感染したら完全回復までに10日間以上かかるのが普通だったからです。

普段から「私は新型コロナウイルスには簡単に感染しないはずだ！」という確信がありましたから、私にとって何か特別の意味とか目的があるのかなと思い、宇宙エネルギーを取り入れて全身へ回す「光・丹田呼吸」もときどき行いながら寝ていました。

すると、2日間で37・0℃まで熱が下がり、3日目の朝は36℃台に戻っていました。それでも身体のダルさが少し残っていたため、その日はおとなしく寝ていました。そして4日目からは、遅れた執筆分を取り戻すため早朝6時から深夜2時半まで従来通りのペースに戻し、夕方にはいつものスポーツクラブに行って筋力トレーニングとストレッチも行いました。周囲からは「やっぱり社長は人間じゃない！」という声もありましたが、私にとっては貴重なコロナ感染実習体験となりました。

じつは、私が発熱する前日、いっしょに仕事をしていた長男が突然39・2℃の高熱を出しました。間違いなく感染したなと思い、MORI AIRを連続噴霧させ、寝室に隔離しました。結局長男の高熱は1日でおさまり、2日目の朝には37・2℃になり、そのまま36℃台の平熱に下がりました。ダルさと全身の疲労感はありましたが、3日目からは外出せずに1週間これ幸いとリビングで大好きなゲーム三昧で楽しく過ごしていました。

長男の次に感染症状が現れるだろうと思われた妻は、昼間は会社の経理業務をしている自宅の仕事部屋、夜は寝室でMORI AIRを24時間連続噴霧にして過ごしました。お陰で自粛することなく毎日の買い物は外出していました。結局、発熱も感染の兆候もないまま終わりました。

発熱や感染症状が現れる前にMORI AIRを連続噴霧すれば、室内空間が森の香り精油の持つフィトンチッドパワーに満たされ、新型コロナウイルスも殺してしまいます。さらに、喉、気管から肺へ、腸から全身の血管や細胞へと入った原始ソマチッドが新型コロナウイルスを不活化させてしまいます。その結果、たとえウイルスを吸い込んでも感染には至らない。もし、発熱など症状が出はじめたとしても、MORI AIRのフィトンチッドパワーと原始ソマチッドパワーで、ひどくならずに軽くおさまってしまいます。

2日間の微熱と3日目までの全身のダルさも取れた4日目の朝、目覚める直前に宇宙と新型コロナウイルスから私に突然メッセージが来ました。「本来は感染することはないが、次のミミテック通信と書籍の原稿を書く前に、コロナ感染を体験し、実感する必要があったんだよ！」「就寝時間が夜中の3時、4時という生活が連続4カ月続き、蓄積した疲労を取るために必要な休養だったんだよ！」

なるほどと心から納得しました。

松井のコメント

コロナワクチン接種を受けていなくても、長期に渡ってシェディングを受け続けると免疫力が低下しますし、体内に侵入したスパイクタンパクが喉や気管、肺、血管内などに存在しています。そのため、本物の新型コロナウイルスに接触すると、感染しやすくなります。

しかも、シェディングの期間が長くなるほど、新型コロナウイルスに感染した場合は高熱や重い症状が長く続きます。対策としてはとにかくシェディングを受ける機会を持たないことが大前提ですが、仕事上止むを得ない場合の対策として、MORI AIRの連続噴霧で体内に侵入したスパイクタンパクを毎日、睡眠中に分解してしまうことがひとつの方法です。もし新型コロナウイルスに感染したとしても、二度と感染しない本物の強力な自然免疫力を獲得しやすくなるというメリットもあります。

【事例14】対面の仕事でシェディングの影響が現れた（女性・司法書士からの情報）

私たち夫婦は司法書士事務所を営んでいます。夫婦ともにワクチン接種は受けていません。ところが、毎日相談に訪れるお客様の多くはワクチン接種を3回、4回と受けていますし、一人ひとりとの対面時間が長くなることもあるので少なからずシェディングを受けていると思っていました。そのうえ、仕事上、ワクチン接種を受けている同業関係者が多い会合に参加する機会が多く、そこでもシェディングを受けることになります。

その影響が身体に出ているのだと思います。ここ数カ月、首が回りにくい、肩の凝りがひどくなり痛む、全身がどうしようもなく重たいといった状態が続いています。皮膚内出血もずっと続いています。夕方になると目が疲れてぼんやりし、細かい文字が見えにくくなります。

そんな折参加したセミナー会場にはＭＯＲＩ ＡＩＲが置かれていて連続噴霧になっていました。そこに終日（午前10時から午後6時）いましたが、目も頭もスッキリしました。

【事例15】ワクチン接種している親戚夫婦からシェディングを受け、翌日から生後1カ月の赤ちゃんに湿疹が出た（女性・34歳からの情報）

私たち夫婦はもちろん、実家の父母も遺伝子ワクチンは接種していません。あるとき、ワクチンを3回接種した親戚夫婦が子どもの誕生祝いに駆けつけてくれました。生後1カ月の赤ちゃんを抱っこしてくれましたが、翌日赤ちゃんに湿疹が出ました。2、3日経ってもまったく納まらず、困っていましたが、赤ちゃんはシェディングを受けやすいこと、そして解毒症状が出やすいことを知りました。

すぐMORI AIRを連続噴霧（300秒噴霧、50秒一時停止）にしました。また、母乳を通して赤ちゃんが吸収できればと思い、私は手作り酵素や原始ソマチッド珪素を多く飲むようにしました。すると、翌日から徐々に湿疹の出方は減りました。

安心した矢先、生後1カ月検診で病院を訪れたところ、翌日湿疹が再び出て元に戻ってしまいました。ワクチン接種している医師から再びシェディングを受けてしまったのかもしれません。

【事例16】職場でシェディングを受けて全身にひどいじんま疹が出た（50代女性からの情報）

私は、ワクチン接種はまったくしていません。職場の同僚はほとんど全員ワクチン接種を済ませていますが、2回目接種が済んで2、3カ月経ったころから、私は毎日倦怠感や疲労感を感じるようになりました。

普段はヨガをほぼ毎日やっているので、あまり疲労が蓄積することはないのですが、何か変だなと思っていたところ、突然38℃台の発熱がありました。これがシェディングを受けて生じる症状なんだと初めて気づきました。それでも、ヨガや丹田呼吸、手作り酵素を続けているせいか2日間ほどで回復しました。

しかし、今年（2022年）5月に新型コロナウイルスに感染しました。幸い数日、微熱が出たくらいで回復しました。感染したのは、職場で3回目接種があってから2、3カ月経ったころです。おそらく同僚からのシェディングを毎日受けていたことで、免疫力が低下し、感染しやすくなっていたのだろうと思います。

夏になると、さらに4回目の接種を受ける同僚が増えだしました。8月下旬に入ったころ、突然腕の内側にじん麻疹のような症状が出はじめました。抗生物質を服用したところ、いったんじん麻疹は消えましたが、再び前より多く出るようになりました。

仕方なくステロイド軟こうを塗ると、治るどころか足にも腹部にも背中にもじん麻疹が

シェディングによると思われる全身のじん麻疹

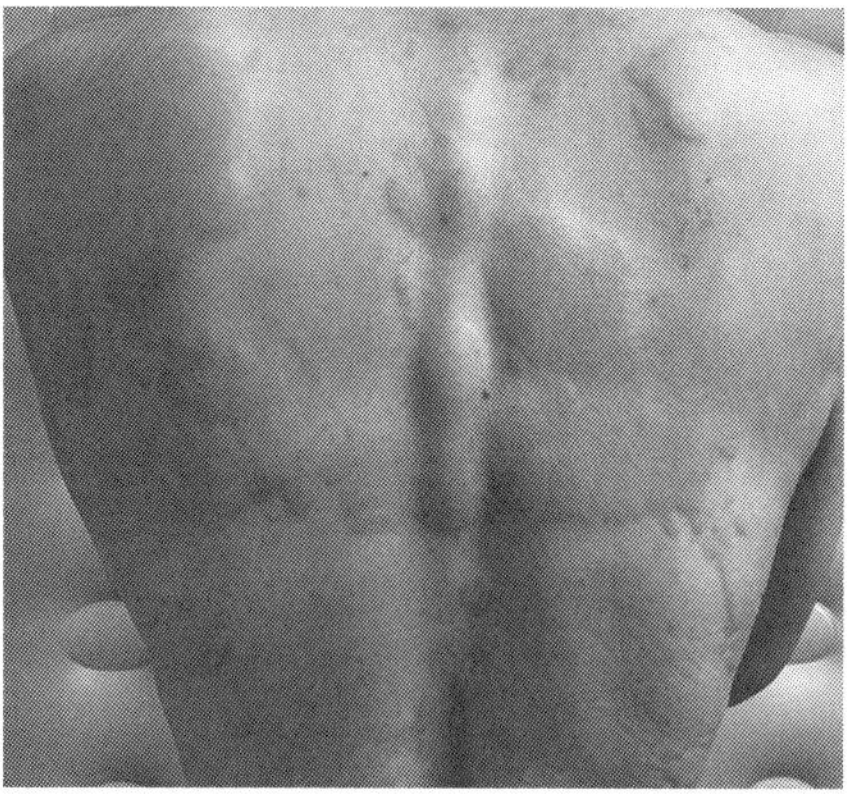

背中

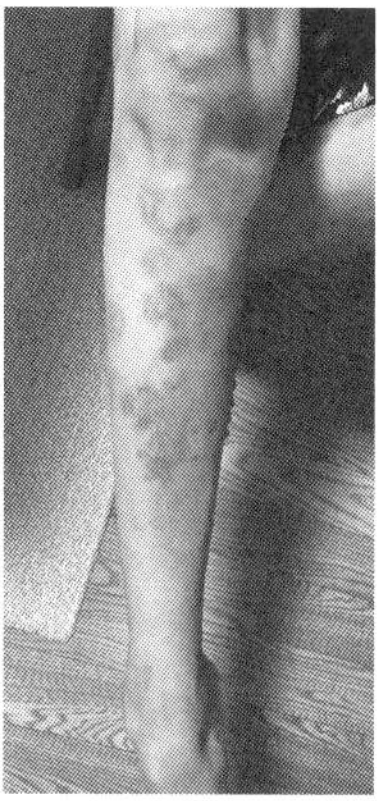

右脚　膝下

手作り酵素と原始ソマチッド珪素の湿布により2日間できれいに

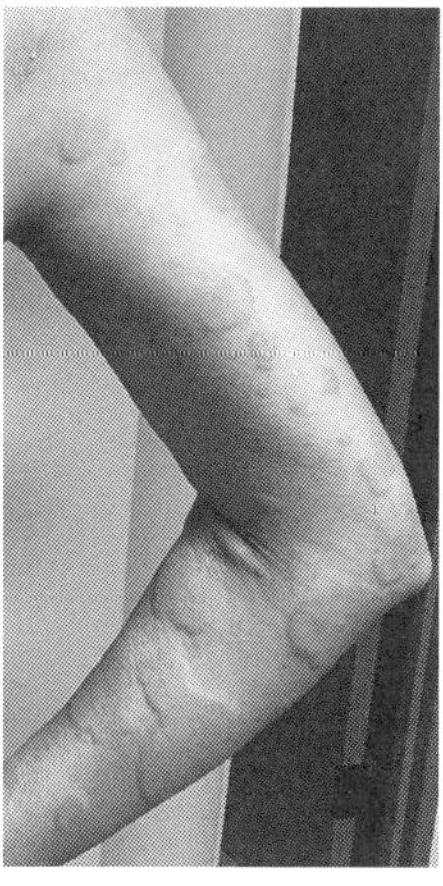

右腕　後ろ側

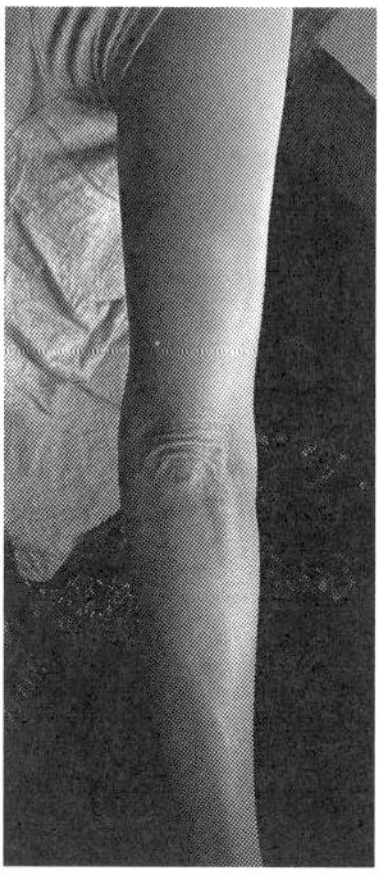

右腕　後ろ側

出てきて、ついに丸い斑点のような膨疹が10㎝大にまで広がり驚きました。しかも、厚みのある腫れた浮腫のような部分も現れました。痒みも強くなり、身体も火照るように熱く、微熱もありました。

何かの感染症だろうと思い、病院で血液検査したところ、ダニやカビなどの抗原は発見されず、原因はわからないと診断されました。それで、これはワクチン接種した同僚から毎日受けていたシェディングによるものかもしれないと思いました。

そのとき、以前聞いた話を思い出し、手作り酵素と原始ソマチッド珪素を腕、足、腹、背中に湿布し、乾かないようにラップを当てがって一日中グルグル巻きにしておきました。変化はすぐに起こりました。痒みがすぐに引き、楽になりました。結局、2日間で腕の浮腫は完全に消え、きれいになりました。さらに4日目からは、手作り酵素と原始ソマチッド珪素を溶かした水を多く飲むようにしました。

かなり症状が納まったので、6日目は出社しました。ところが、再びシェディングを受けてしまったようで、朝方3時ころに痒みと痛みで目が覚めると顔面と頭皮が腫れ上がっていました。朝起きると耳、首筋、リンパ辺り、膝下、足首、足の甲、肘から上、手首、手の甲、手の平、唇も赤く腫れ上がっていました。

そこで7日目の夕方からMORI AIRを濃く噴霧し続けて寝ました。お蔭様で数日後には全身のじん麻疹は消えました。

松井のコメント

新型コロナウイルスが侵入すると、一次系自然免疫の力でマクロファージや好中球などの免疫細胞がウイルスと戦い感染を防ぎます。ところが免疫力が低下していると、ウイルスが勝って感染し、3日目ころから症状が出ます。

一方、シェディングを受ける環境にいると、スパイクタンパクを吸引してしまいます。100ナノの大きさの新型コロナウイルスに対して、スパイクタンパクはその10分の1の大きさ（10ナノ）で、重さはコロナウイルスの1000分の1です。あまりに小さく軽いため、シェディングを受けるとスパイクタンパクはいきなり肺まで入り込んでしまいます。その後、肺から血液に入ったスパイクタンパクは血液の流れに乗り、全身に巡っていきます。そして、血管の内皮壁に次から次へと突き刺さって（合体して）いきます。

血管の中でもっとも細い毛細血管の内壁にスパイクタンパクは突き刺さるように合体します。その結果、末端皮膚の毛細血管の血液の流れが悪くなり、血液が滞るために皮膚が腫れたり、炎症を起こしたりします。軽い場合は赤らみ湿疹のような症状が続きますが、ひどい場合はじん麻疹のような浮腫の症状となり、痒みと痛みが続きます。長期化すれば、酸素や栄養素が届かなくなった皮膚細胞は死んでしまい皮膚がカサカサになります。

一方、ワクチン接種を受けた当人の身体はスパイクタンパクの製造工場となるため、大量のスパイクタンパクが血管内に広がり、血管内壁に突き刺さり続けます。毛細血管の多い目の網膜や神経組織でこの現象が起こると、失明、視力低下、神経のしびれや麻痺などの症状が出やすくなるものと考えられます。また、腎臓、肝臓、胆のう、膵臓、心臓、脳組織などの血管で起こると血栓を生じ、さらにサイトカインストームが加わると、血管の詰まりや破裂、臓器不全を起こすとも考えられます。突然死に至ることもあるでしょう。

それほど深刻な影響を及ぼすスパイクタンパクですが、10ナノ大とあまりに小さいため医療現場では発見されず、原因不明として処理されているのが現状だと思われます。

㈢ 今後は第三次被害が表面化してくる

遺伝子改変赤ちゃんの誕生と子どもの免疫システムの異常

遺伝子ワクチンの最大の問題点は、人類史上初の人間の遺伝子組み換え大実験であることです。新型コロナウイルスのスパイクタンパクの遺伝子設計図であるmRNAを直接人間の細胞に入れることで、人間の神性なDNAに逆転写され、遺伝子を改変する危険性があります。すでに恐ろしい結果も出はじめています。このことが人類の未来に及ぼす影響こそ遺伝子ワクチンによる第三次被害です。

今後、この被害が徐々に表面化してくる可能性が高いのですが、そのなかで最大の問題はこれから生まれてくる赤ちゃんへの被害です。遺伝子改変が生じ、人類そのものの存続を左右することもあり得ます。その兆候が、わが国よりワクチン接種が先んじている国々で出はじめています。新生児に遺伝子改変の影響が疑われる事例も報告されています。

①黒目の赤ちゃんが誕生し異常なスピードで成長（ビビアン・ブルネット博士の公開情報）

ファイザー社の遺伝子ワクチンを接種した夫婦から生まれた赤ちゃんの成長が異常に早く、生後2日で首がすわり、生後2カ月で歩けるようになったといわれます。あるいは、眼球が黒い（白目がない）赤ちゃんが誕生しているともいわれます。

ビビアン・ブルネット博士が次のようなコメントを出しています。

「Ｃｏｖｉｄワクチン（遺伝子ワクチン）には、突然変異誘発物質が含まれており、人間の遺伝子に突然変異を起こします。その予防接種を受けた両親から生まれた子ども（トランスヒューマン）は通常の人間とは異なる特徴を持って生まれてきます。

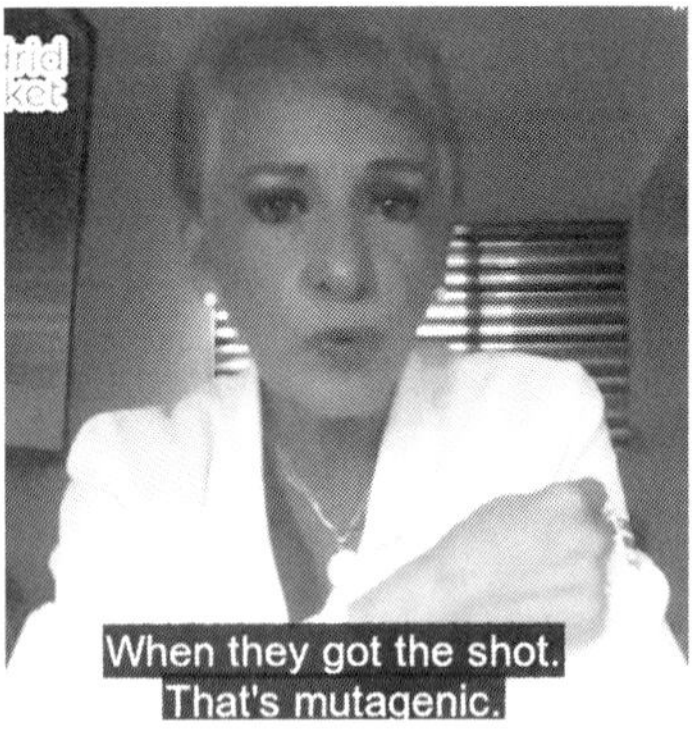
When they got the shot.
That's mutagenic.
ビビアン・ブルネット博士

彼らの眼球は真っ黒で、結膜（白目の部分）がありません。生まれて2日後には頭を持ち上げて、生後2カ月で歩けるようになります。普通の人間とはまったく違う進化を遂げているのです。

このような赤ちゃんを、あちこちで見かけるようになっています。何も調べない人たちだけがそれに気づかないのです。しかし、これは確かに、遺伝子ワクチンによる遺伝子変異の結果です。

一方で中絶は60倍増えています。妊娠期間を終えて生き残った赤ちゃんが、どのように生きていくかはわかりません。2年生きるのか10年生きるのか20年生きるのかはわかりません。

ただ、この赤ちゃんは遺伝子組み換え生物で、私たちが食べているブドウのように種がないのです。ですから、おそらくこの子たちが生殖年齢に達したときには、種がない状態になっていることでしょう。

実際、今の予防接種で多くの男性が生殖能力を失っています。そして、女性は正常なサイクルを失っているのです」

このコメントが明らかにしていることは、新型コロナウイルスのスパイクタンパクの遺伝子がワクチンを通して両親のDNAに作用したことで遺伝子組み換え（改変）が起こっているということです。その結果、これほど異常なスピードで成長するのでしょう。

もし、「亀は万年、鶴は千年」といわれている長寿の亀（ミドリ亀の寿命は50年。海亀なら数百年）の遺伝子を組み込んだら、生まれた新生児はゆっくりと成長し、人間の寿命は長くなることでしょう。ただし、これではタートルヒューマンになります。

今年（２０２２年）４月18日の明け方、私は睡眠中に４次元ボディのアストラル体で近未来へ行きました。そこには、遺伝子ワクチンで障害を持った子どもや若者がたくさんいました。

そのうちの一人、20歳前後ぐらいの若者（男性）が右脚を引きずりながら近づいてきました。私に「先生、僕のこの右足、なんとかなりませんか？」と訴えてきたのです。ズボンをめくって見せてくれた足は、左足は人間の足なのに、右足はトゲの足でした。遺伝子改変によって誕生したため、治しようがありません。

それは、ワクチン接種が進んだ結果、日本でこれから生まれる新生児に起こることを見せていたのではないかと思いました。ワクチン接種は「やってみなければわからない」では済まされないことなのです。

②子どもの免疫システム形成への影響は甚大

成長期の子どもたちは免疫システムの形成途上にあります。人間の抗原に対する防御機構は、体外から吸気や食べ物などで侵入した抗原から身体を守る仕組みです。まず、腸内細菌や皮膚常在菌、口内常在菌などが抗原を防ぎます。それでもそこを通過して皮膚細胞や腸内細胞、血管内へ侵入してくると、待ち構えていたマクロファージや好中球などの免疫細胞が出動しやっつけます。これが免疫細胞による一次系自然免疫です。

さらに、マクロファージがリンパ球のT細胞に抗原の情報を送り、その情報をT細胞から得たB細胞が免疫抗体を作ります。これで感染が治まれば、免疫抗体は存在しなくなりますが、再び同じ抗原が侵入してくると、過去の情報を記憶していたB細胞がすぐさま免疫抗体をつくって対処します。これが二次系獲得免疫です。

見方を変えると、外部から抗原が侵入することで、より強い免疫システムが形成されていくようになっているのです。ところが今回の遺伝子ワクチンの場合は、抗原に対する防御機構や免疫細胞による一次系自然免疫をすっ飛ばし、いきなり新型コロナウイルスのスパイクタンパクの遺伝子設計図を人間の細胞へ入れ、人体細胞内でスパイクタンパクを大量につくることで抗体をつくるという仕組みです。戦争にたとえるなら、堀も城壁もなく、兵士による防衛もなく、いきなりダイレクトに敵兵を本丸の殿様の目の前に入れてしまうようなものです。

しかも、子どもの身体は免疫システムの形成途上にあり、年齢が低い子どもほど免疫システムは未熟です。そんな子どもの身体に遺伝子ワクチンを接種することがどれほど危険性をはらんでいるか、なぜ予見できないのでしょうか。不思議でなりません。

③女性の不妊を招くリスクが高まる

私の元にある情報を見ると、遺伝子ワクチンによるさまざまな副作用や被害は女性のほうが男性よりも3倍近く多く出ています。

その最大の原因は、ｍＲＮＡを包んでいる脂質ナノ粒子のカプセルをコーティングしているポリエチレングリコール（ＰＥＧ）という合成界面活性剤にあります。これは、脂質ナノ粒子をより安定化させて壊れないようにするため塗布されています。

ポリエチレングリコールがアナフィラキシーショックなどの激しいアレルギー反応を起こすことは、すでに多くの研究結果で判明しています。スズメバチに刺されたときのような症状が現れるのがアナフィラキシーショックですが、これが顕著に生じた出来事がありました。それは、子宮頸ガンワクチンの接種を受けた中学生や高校生の女子数百人以上に障害が起こったという出来事です。今も後遺症が残っている１３０人が集団訴訟を起こしています。

厚生労働省は２０２２年3月26日に、ファイザー社の新型コロナ遺伝子ワクチンを約58

万回接種した時点で181人のアナフィラキシーショックが起こっていることを公表しています。実際にはもっと多くの女性に起こっていることはまちがいありません。

では、なぜ女性に多いのでしょうか。PEG（ポリエチレングリコール）はローションや乳液などの化粧品、ヘアケア用品などの乳化剤として使われています。毎日のお化粧で皮膚から微量のPEGが吸収され続けます。そのうえ、遺伝子ワクチンを接種すると、その中に含まれるPEGが一度に大量に女性の体内に入ってきます。そのためにアナフィラキシーショックなどの激しいアレルギー反応が起こるのです。

しかも、PEGによる副作用は一過性では終わりません。入ったPEGは、血液脳関門（血液と脳の組織液との間の物質交換を制限する機構）を突破して脳に入り、脳障害を起こします。また、女性の卵巣にも男性の精巣にも入り、生殖障害をもたらすことがいくつもの研究で判明していますが、とくに女性の卵巣で多く認められています。

このようなPEGを解毒する処置をとらなければ、分解されることなくずっと体内細胞に蓄積されたままになります。

ワクチン担当だった河野大臣が「女性がワクチン接種すると不妊になるなどのデマが飛びかっている」と公式に発言していましたが、世界中の科学者たちの警告をまったく無視した「デマのデマ論」です。

米国のシャンシー・チェンリンゼイ博士は「不妊を起こす。ただちにワクチン接種中止を！」と公式声明を発表し、米国ＣＤＣに要求書を出しています。彼女は30年以上にわたり、毒物学などを研究してきた科学者です。

また、遺伝子ワクチン開発責任者だった元ファイザー社副社長のマイケル・イードン博士も、女性に不妊をもたらすものだと「緊急要請書」を提出しています。その理由としてイードン博士は、「哺乳類の胎盤形成にはシンチシンという相同タンパク質が不可欠である。ところが、ワクチン接種でタンパク質が量産されると、シンチシンを攻撃するため、胎盤形成に障害を及ぼす可能性が強い」と述べています。

米国ＣＤＣによる報告の中でも、遺伝子ワクチンの副作用の80％は女性で起こっていると述べられています。しかも、もっとも多いのは生理不順であるといいます。一過性の生理不順などで済めば良いのですが、妊娠20週以上のワクチン接種では流産率が82％にまで高まる、さらに一生の不妊を招く可能性もあるという報告もあります。これは、通常の流産が10％であるのに対し、その8倍にも及ぶことを示しています。

2
章

「コロナワクチンによる感染予防」は100％真っ赤な嘘！

遺伝子ワクチンは人間本来の強力な自然免疫システムを破壊する

私たち日本人の大方は、「遺伝子ワクチンで中和抗体をつくり、感染予防する」という政府とマスコミのお触れ（お達し）を信じて2回、3回、4回と接種をくり返してきました。そして今、政府は新型コロナウイルス従来株とオミクロンBA・1に対応した二価ワクチンであるとして5回目の接種が進んでいます。

ところが2回接種が始まった直後から、接種をくり返しても新型コロナウイルスの感染を防ぐことはできないことが明らかになってきました。初めはたまたまの「ブレークスルー感染」という言葉で言い訳をしていましたが、それでも説明がつかないとわかると、次は「重症化を防ぐ！」との言い回しに切り換え、接種を推進してきました。

ワクチン接種による「感染予防が大嘘！」だったことは、デルタ株による第5波でバレバレになりました。英国の健康安全保障庁は2022年3月6日から27日に、新規陽性者数の内訳を発表し、3回目ワクチン接種者の感染割合は非接種者の3、4倍多いことを明らかにしています。

わが国では2022年に入ってオミクロン株による第6波に突入し、さらに夏にはオミクロンBA・5による第7波、11月には第8波に突入しました。そのなかで明白になったことは、2回目、3回目、4回目、5回目とワクチンを接種した人こそが新型コロナウイルスの変異種（新株）にその都度感染しやすいという事実です。

逆に、ワクチンを接種していない人のほうが感染しにくいこと、仮に感染しても強い自然免疫力ができて二度と感染しないこともわかってきました。そのほうが、人間が本来もっている自然免疫力の仕組みに適っているからです。

一方、遺伝子ワクチンは人間の自然免疫システムを破壊し、さまざまな感染症やガンなどを発症しやすくするという事実も明らかになってきました。しかも、ワクチン接種の結果現れる第一次被害（副作用）による死亡（実際は10万人前後）、高齢者施設でのワクチン接種による死亡数（厚生労働省に報告されていない数字も含めると4万から5万人）、さらに、第二次被害でのガンの再発や新たな発生のスピードが増したことによる死亡数と原因不明の突然死数（数万人）などが激増しています。

おそらく、ワクチン接種が原因とされる死亡数は、この2年近くで20万人に達するだろうと思われます。その主要な原因がワクチン接種にあると考えるのはきわめて自然なこと

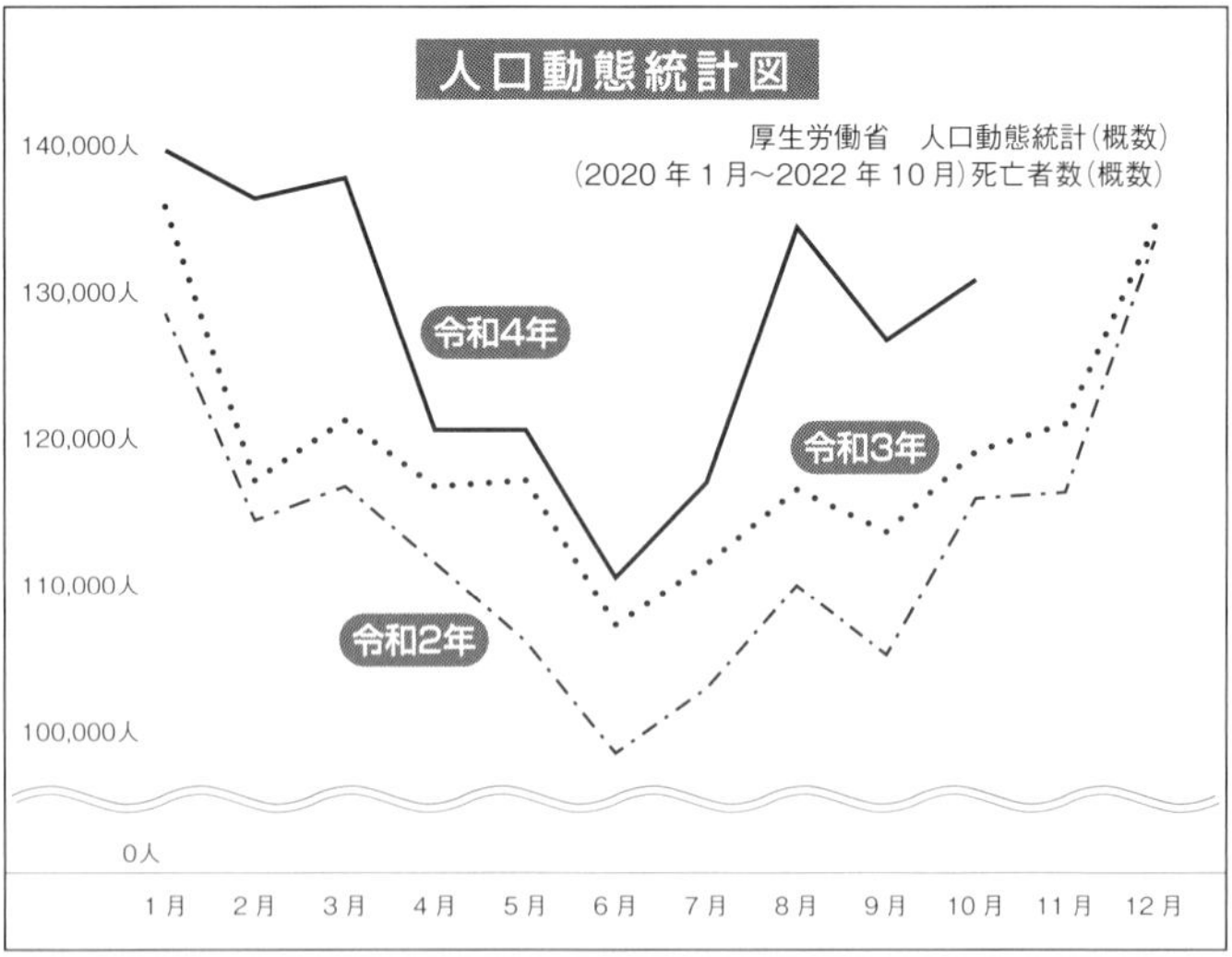

厚生労働省　人口動態統計（速報）

死亡者数	1月	2月	3月	4月	5月	6月	7月	8月	9月	10月	11月	12月
2020 年（令和2）	132,622	117,010	119,161	113,362	108,380	100,423	104,849	111,591	107,468	118,038	118,455	133,185
2021 年（令和3）	140,844	118,984	123,579	118,169	118,634	108,734	112,222	117,804	115,706	120,781	122,806	134,026
2022 年（令和4）	143,992	138,474	139,571	121,799	121,473	111,904	117,568	135,649	127,040	131,840		

でしょう。

このことは、厚生労働省が発表する人口動態統計にも現れています。令和３年２月からワクチン接種がスタートしました。

厚生労働省が発表している人口動態統計（速報）を見ますと、令和４年２月は前年同月と比べて１万９４９０人、死亡数が増加しています。また、まったくワクチンを接種していなかった前々年（令和２年）の２月と比べて、なんと2万1440人も増加しています。令和4年8月の死亡数は前年同月と比べると、1万7845人増加しています。さらに、まったくワクチンを接種していなかった前々年（令和2年）8月と比べると、2万4058人も増加しています。

ワクチン接種がスタートした令和3年2月から令和4年10月までの1年10カ月間の超過死亡数は20万7707人に及びます。しかし、これはまだはじまったばかりです。もし、この傾向が続くと、今後数年間で日本だけでも死亡数が百万人を超える可能性があります。

本来、感染を防ぎ、重症化を減らし、死亡の可能性を引き下げるためにワクチン接種をはじめたはずなのに、なぜこのような真逆な現象が生じるのでしょうか。ファイザー社やモデルナ社、アストラゼネカ社の遺伝子ワクチンは、最初から感染予防を目的として作られてはいないからです。それどころか、その後起こっている事実を見れば、人間の免疫システムを破壊し人口削減を狙った「合法的生物兵器ワクチン」であると非難されても仕方ないでしょう。

すでにワクチン接種が進行している現状で、私たちがもっとも知らなければならないことは、この遺伝子ワクチンが人間の免疫システムを破壊しているという事実です。

人間の身体には生まれながらにして強力な自然免疫システムが備わっています。そのことをまったく無視してつくられたのが遺伝子ワクチンなのです。

ワクチンメーカーはウイルスの遺伝子設計図であるmRNAを体内に入れることで中和抗体（免疫抗体）を作ることができ、それによって感染予防をすることができると説明しています。ところが、これはあくまで仮説の一つに過ぎず、接種を受けた人に本物のコロナウイルスに対する中和抗体がどこまで出来上がっているのかを示す十分な実証データが出揃っているわけではありません。仮に何らかの中和抗体が出来たとしても、それが本物のウイルス本体に対する抗体であるとは限りません。

スパイクタンパクの遺伝子設計図であるmRNAを血管でなく人体の筋肉細胞に直接入れて、スパイクタンパクという人工ウイルスのようなものを作らせ、それによって中和抗体を作らせようとします。しかし、人間に備わっている自然免疫システムは、抗原そのもの（新型コロナウイルスそのもの）が体内に入ってきた状態で中和抗体を作るようになっています。

そもそも、人間が生まれながら有する強力な「自然免疫力」は、中和抗体で抗原を防ぐという単純なものではありません。何重にもわたって数多くの防御装置が機能することで、その力を発揮するきわめて複雑な仕組みになっているのです。

人体に備わっている3段階の自然免疫システム

第1段階　3つの侵入ルートからの感染を防ぐ防御機構

　ウイルスや病原菌などの抗原が体内に侵入するにはいくつかの侵入ルートがあります。そのひとつが皮膚です。皮膚の硬い表面は、暑さや寒さ、太陽光線の刺激、物理的な摩擦、毒物などから身体を守る働きをします。また、皮膚には皮膚常在菌が1兆個棲み着いていて、ウイルスや細菌などの抗原と戦い、侵入を防ぎます。皮膚の毛穴からの分泌物や皮脂、汗なども身体を守る働きをしていますし、固い皮膚の内側に存在する粘膜にも大切な働きがあります。

　皮膚以外の侵入ルートとしては、鼻や気道の粘膜から入るルート（気道ルート）と、口や食道、腸管の粘膜から入るルート（食道ルート）があります。粘膜こそがウイルスや病原菌が直接体内に侵入するいちばんの入り口です。

　もちろん、粘膜には侵入を防ぐいくつもの防御機構が備わっています。気道ルートでは、鼻毛、鼻水、くしゃみ、咳、痰でウイルスや病原菌を防御して鼻粘膜や喉（咽頭）粘膜、気管支粘膜を守ります。食道ルートでは、唾液と口腔内常在菌（数千億個）、胃液、腸管粘液、腸内細菌などがウイルスや病原菌などを殺し、腸管粘膜への侵入を阻止しています。

そのなかでウイルスや病原菌の侵入を喰い止める最大の防御装置が１０００種類・１００兆個の腸内細菌です。善玉腸内細菌が多く、腸内細菌のバランスがとれているほど、ウイルスや病原菌を効果的に殺してしまいます。

ところが、肉食や身体に悪い油で作った食品を多く摂っていると、悪玉腸内細菌が増えて腸内腐敗が進み、腸内細菌バランスが崩れて防御装置が働かず、腸の粘膜に直接ウイルスや病原菌が侵入しやすくなります。

そこで活躍するのが腸管免疫です。じつは、もっとも多く抗原が侵入しようする部位が腸管です。ですから、腸管粘膜と小腸の絨毛には、体全体のなんと７割もの免疫細胞が集中して侵入してくるウイルスや病原菌と戦っています。これが腸管免疫です。

私たちの身体はこのような３つの侵入ルートからの感染を防ぐ防御システムを備えていますが、その働きを端的に示す現象としてすぐわかるのが「発熱」です。熱に弱いウイルスや細菌は死んでしまいます。しかも、免疫細胞のリンパ球や代謝酵素は体温が上がると活性化します。

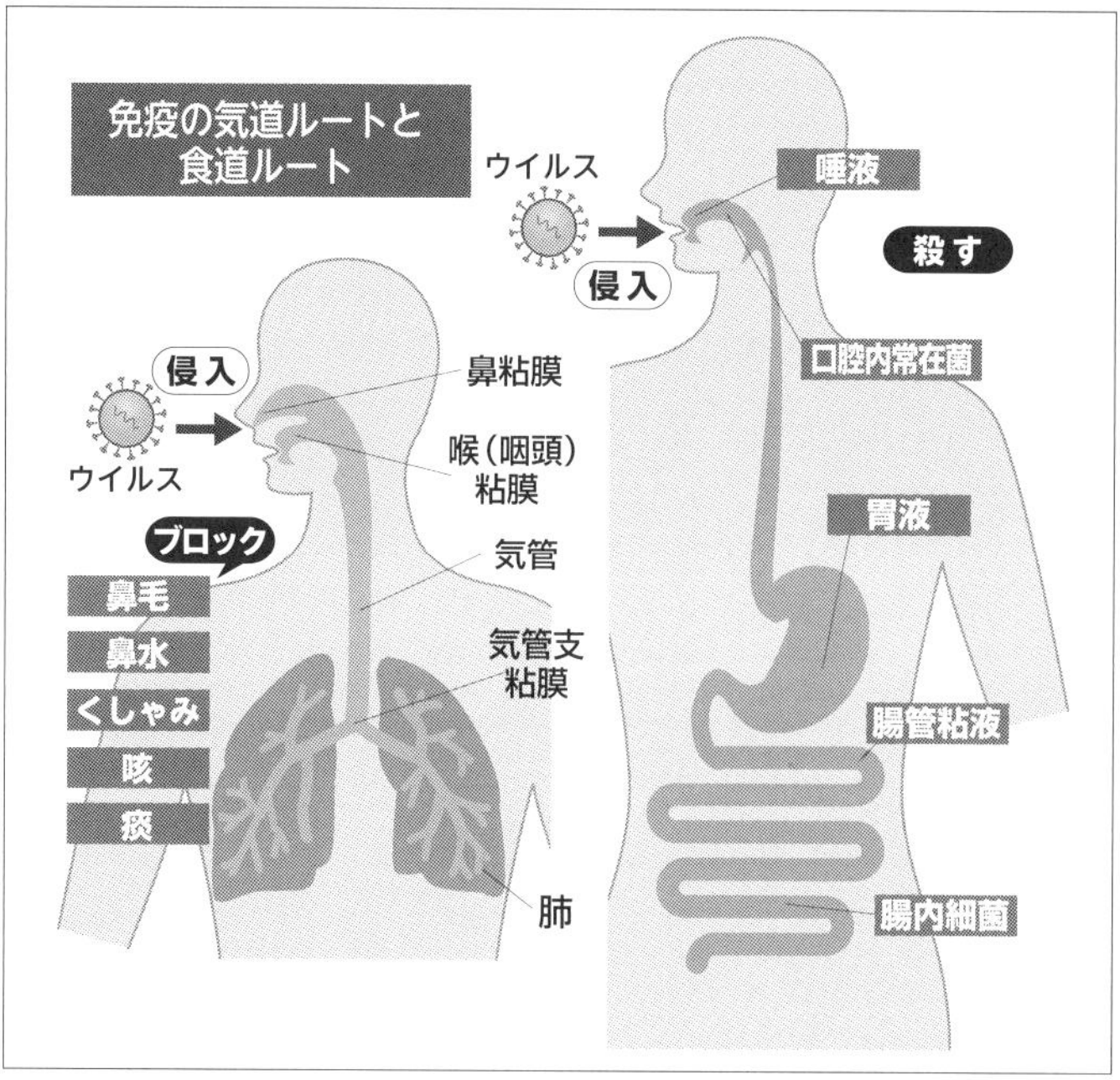

にもかかわらず、何でもかんでも解熱剤で体温を下げようとする医師の処方は、まったく逆効果であり、自然治癒力を弱めてしまいます。その結果、免疫力は低下し、ウイルスや病原菌がますます増殖することになります。

100年前のスペイン風邪（インフルエンザ）では4000万人以上の人々が世界で死亡しました。その後、米国の若い兵士が大量に亡くなったのはアスピリンが原因だったことが判明しています。スペイン風邪はインフルエンザA型で、季節型インフルエンザ（B型）

より少し毒性が強いのですが、だからといって若者が大量に死ぬことはありませんでした。

一般的には季節型インフルエンザ（B型）の致死率は0・1％で、インフルエンザA型の致死率は1％から2％です。それと比べてスペイン風邪による死亡数は突出している理由を知るには、免疫細胞による「細胞性免疫」と「獲得免疫」の二段階にわたる免疫システムについて理解することが必要です。

第2段階　「細胞性免疫」という一次系自然免疫

ウイルスや病原菌が第1段階の防御システムである粘膜のバリアを突破して血液中や体内組織に侵入すると、その抗原と戦うのが単球（マクロファージや樹状細胞など）と顆粒球（好中球、好酸球、好塩基球など）、そしてリンパ球のひとつであるNK細胞（ナチュラルキラー細胞）です。これが第2段階目の「細胞性免疫」という一次系自然免疫です。

これらの免疫細胞は連携しながらウイルスや病原菌、病原菌に犯された細胞、ガン細胞などを貪食して破壊します。

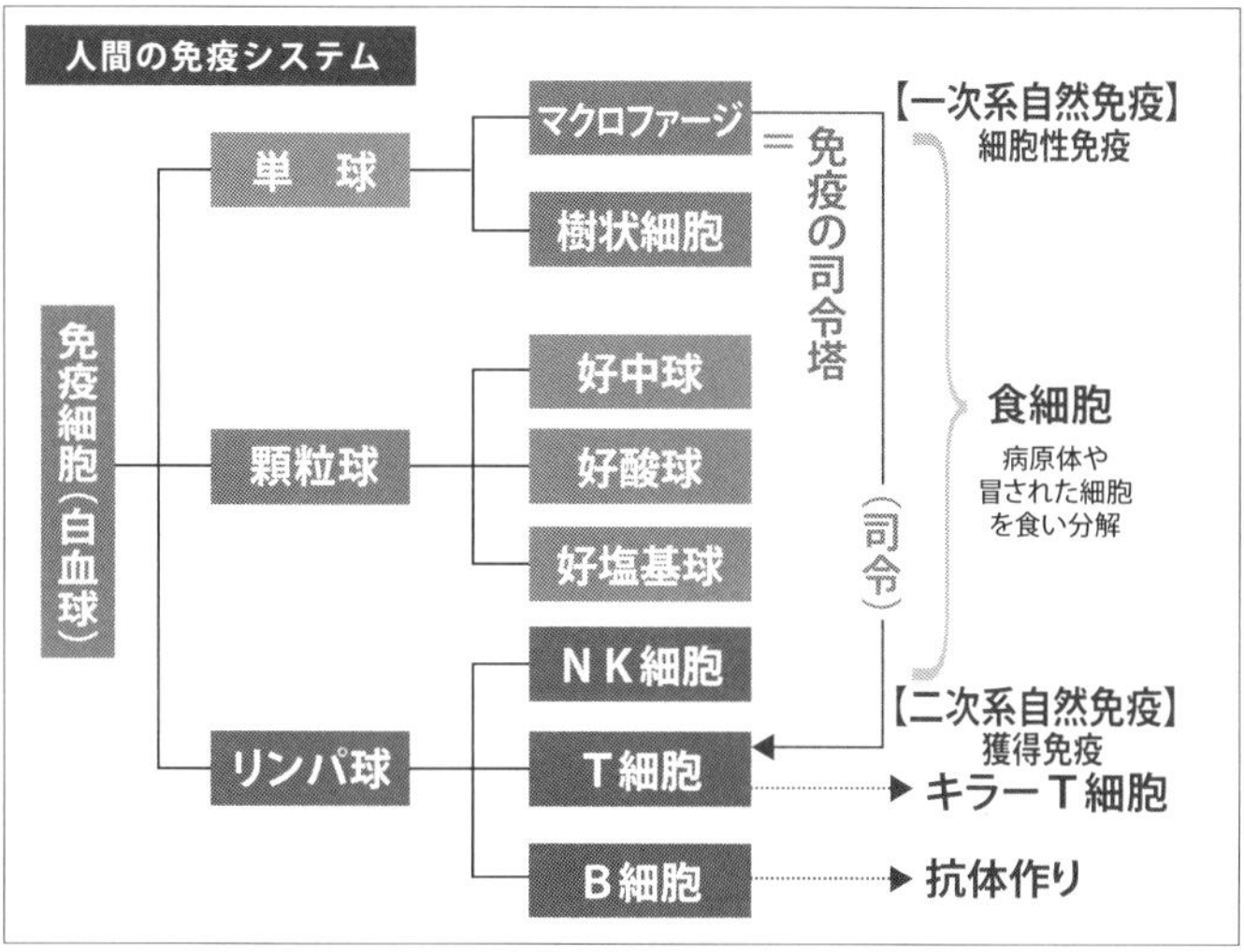

第3段階 「獲得免疫」という二次系自然免疫

新型コロナウイルスについては、一次系自然免疫（細胞性免疫）がウイルスをやっつけてしまえば感染には至りません。ところが、そこを突破してウイルスが大量に体内細胞に侵入すると感染します。そこで、次に対応するのがリンパ球のT細胞です。まず、免疫の司令塔であるマクロファージがウイルスの情報をヘルパーT細胞に送ります。さらにヘルパーT細胞は、その情報をキラーT細胞へ知らせます。その結果、キラーT細胞が出動してウイルスやウイルスに感染した細胞を破壊し、ウイルスごとやっつけます。

さらに、リンパ球のひとつであるメモリーB細胞がウイルスの情報を記憶し、B細胞が中和抗体を作ります。B細胞はこのことを記憶しているので、再びウイルスが侵入してきても、すぐに中和抗体を作るので感染を防ぐことができるわけです。これが「獲得免疫」という二次系自然免疫です。これは「液性免疫」ともいわれます。

このように、人間の身体には先の一次系自然免疫とこの二次系自然免疫という二段階の免疫システムが備わっているのです。

ワクチンに含まれる毒物で免疫力低下や脳神経障害が起こっている

この二次系自然免疫を人工的に応用して感染予防を実現しようと作られたのがワクチンです。たとえばインフルエンザワクチンは、ニワトリの卵の中で6カ月から8カ月かけて培養したインフルエンザウイルスを取り出し、生きたまま薄めてワクチンにしたものですが、接種したところ予防どころか感染してしまいました。

そこで次に、培養したインフルエンザウイルスを殺しバラバラにして希釈した不活ワクチンが作られました。世界では毎年、この不活ワクチンを接種しています。

しかし、感染予防効果は期待できません。わが国でも毎年、高齢者や医療従事者をはじ

インフルエンザワクチンの副作用

・ショック、薬物アレルギー、じん麻疹、呼吸困難
・発熱、頭痛、けいれん、運動障害、意識障害
・弛緩性マヒ……手足の先から麻痺
・肝機能障害
・ぜんそく
・血小板減少
・アレルギー反応
・脳炎、脳症

め約4000万人が接種していますが、接種した4000万人中1000万人がインフルエンザに感染するという皮肉な結果を招いています。逆に接種を止めたら感染しなくなったというのが多くの医療従事者の現実の声です。感染予防というより、感染を招いているというのが実情なのです。なぜ、このようなことが起こっているのでしょうか。

主な原因は、不活ワクチンの中に入っている100種類近い有毒物がワクチンの皮下注射によって体内に入ると、免疫細胞が大混乱に陥り、免疫力が低下してしまうからです。このことはインフルエンザワクチンの副作用として製薬会社が表示している症例を見てもわかります（上の表を参照）。

インフルエンザワクチンに含まれる具体的な毒物は、「殺菌剤」として有機水銀（チメロサール）や水酸化アル

ミニウム、「防腐剤」としてホルマリン、そして「増強剤」「動物由来成分」などです。その他も含めると、おそらく100種類近く混入されています。

それにしてもなぜ、このような毒物を入れたのでしょうか。ウイルスの死骸をバラバラにして希釈しただけのワクチンでは、何の反応も無かったからです。どこにも免疫細胞が闘っている現象（反応）が見られなかったからです。

そこで、免疫細胞に刺激を与えるアジュバンドとして猛毒の有機水銀や水酸化アルミニウムを入れたのです。さも抗原（ウイルスの死骸）に反応して免疫細胞が闘っているかのように見せかけたといわれても仕方ないでしょう。

ところが、そのためにとんでもない被害を引き起こしています。有機水銀や水酸化アルミニウムが体内に入ると、脳神経毒となって脳障害をもたらします。高齢者の認知症の最大の原因も、インフルエンザワクチンに含まれる有機水銀や水酸化アルミニウムなどの脳神経毒にあります。

このことはインフルエンザワクチンに限ったことではありません。たとえば、〇歳児から予防接種する乳幼児ワクチンが原因で日本人の1割以上に脳の発達障害が出ています。

遺伝子ワクチン開発の秘史

今回のファイザー社、モデルナ社の遺伝子ワクチンがどのように開発されたか。このことについては、すでに断片的に述べていますが、ここでしっかりと確認しておきたいと思います。

すでに明らかになっていることを総合的に判断すれば、このワクチンは従来のワクチンとは似ても似つかない、人間の免疫を破壊する「殺人生物ワクチン」です。これまでのワクチンとは違い、遺伝子ワクチンに入っている成分は新型コロナウイルスの死骸ではありません。入っているのは「ｍＲＮＡ」という新型コロナウイルスのスパイク（トゲ）タンパクの遺伝子設計図です。

新型コロナウイルスは殻（膜）に突き出しているスパイクタンパクを使って人体細胞へ侵入します。ですから、このスパイクタンパクこそが曲者なのです。もし新型コロナウイルスにスパイクタンパクが備わっていなければ、どれだけ多くコロナウイルスが体内に入ろうと繁殖できないため感染は進みません。つまり、スパイクタンパクこそが感染の要なのです。

遺伝子ワクチンは、スパイクタンパクの遺伝子設計図であるmRNAを肩の筋肉組織に注射で打ち込み、筋肉細胞内でスパイクタンパクを大量に作るという原理に基づいて製造されています。この製造方法は、これまでのワクチンとはまったく異なります。たとえばインフルエンザワクチンはニワトリの卵の中で培養したウイルスを利用してワクチンを作り、これを体内に注入することで中和抗体を作ろうとしますが、遺伝子ワクチンは卵の替わりに人の肩筋肉細胞の中でスパイク（トゲ）タンパクを作ることで中和抗体を作ろうとするわけです。

実際には肩筋肉細胞内だけでなく血管の内皮細胞内でも大量のスパイクタンパクが作られます。それによって、二次系自然免疫である獲得免疫の中和抗体を作ろうとするのは浅はかな人間の知恵です。

なぜなら、先述したように、人間の免疫システムは中和抗体だけで機能しているわけではないからです。中和抗体は最後の砦の一部にすぎないにもかかわらず、それだけを特化して新型コロナウイルスに対する免疫システムが構築できるかのように論じるのは、現代西洋医学や分析科学の限界です。まさに「群盲像を撫でる」の過ちです。物事の判断は細かいところを見る以前に、全体（トータル）を総合的にとらえることが大前提です。

もし仮に、遺伝子ワクチンの接種によって少しでも中和抗体が作られたとして、それで新型コロナウイルスに対する免疫システムが出来上がっているとは到底考えられません。それどころか、人体にとって毒そのものであるスパイクタンパクを体内で大量に作らせ人体を攻撃させることになってしまいます。これが遺伝子ワクチンの正体なのです。

自国を攻撃するミサイルや時限爆弾の設計図を他国に進んで渡すような国があるとしたら、まちがいなく自滅するでしょう。人体にとって、ワクチン接種はそれと同じことを意味します。人間自爆装置を人体内に設置していると言ったら言い過ぎでしょうか。

遺伝子ワクチンの接種をくり返すほど、現代の医療機器では把握できない10ナノレベルという極小のスパイクタンパクや脂質ナノ粒子、酸化グラフェンやPEG（ポリエチレングリコール）などの毒物によって、血管と全身の臓器が犯されていきます。その影響は、すでにガン死や突然死の増加として現れてきていますし、今後2年から3年以内にさらに顕著になってくるでしょう。

3章

遺伝子ワクチンは血管とミトコンドリアを破壊する自爆装置だった！

(一)ワクチン接種後の高齢者に急速な老化現象が増加

遺伝子ワクチンによる後遺症が明らかになってきた

2021年5月以降、65歳以上の高齢者の2回目ワクチン接種が本格化すると、日に日に手足のしびれ、ふるえ、けいれん、筋肉委縮、歩行困難、胃や腸の痛みや下痢で寝た切りといった人が増加しました。病院では、ワクチン接種した高齢者によくあることだとして、何の手立てもしてくれないため、結局、接骨・整体・気功・鍼灸やマッサージなど東洋医学の治療院へ通院する人たちが増えています。しかし、ある程度は改善するものの再び悪化して通院をくり返すことになります。

一方、2回目の接種まではたいした副作用が出なかったため、疑問を持たず3回目、4回目、5回目と接種を続ける高齢者のなかに、急速な老化が目立つケースが全国的に増えています。もっとも多いのが「腰の曲がり」や「脊髄や腰の神経障害の急な悪化による歩行困難」です。

私の田舎で1年ぶりに会った70代、80代の親戚や知り合いのなかに、10歳から20歳も急に老けてしまったように見える人が何人もいて、驚きました。皆さん、4回目、5回目とワクチン接種を受けていました。

たとえば86歳の一人暮らしの女性は、ワクチン接種以前までは姿勢がシャキッとしていて毎日車を運転し、米作りも野菜作りも草刈りも行うほど元気でした。それが、4回目接種後、急に腰が直角に曲がり、杖につかまってヨチヨチ歩きするようになっていたのです。もちろん、車の運転も草刈りもまったくできない状態になっていました。

また、元気で仕事をバリバリやっていた74歳と78歳の男性は、4回目ワクチン接種後、急に足腰が立たなくなり、車イス生活になっていました。

田舎ほど高齢者はほぼ全員が診療所からの案内どおりに3回目、4回目のワクチン接種を受けています。さすがに5回目となると拒否する人たちが増えたのは、遺伝子ワクチンによる後遺症が明らかになってきたからです。

視力がいっきに低下し、動作が鈍くなったため、運転免許証を返納する70代、80代が一気に増えています。急に糖尿病や腎臓病、肝臓病、狭心症などの持病が悪化したという高齢者も増えています。

明らかに、3回目、4回目、5回目と接種が進むほど、老化現象が顕著になってきています。

老化現象の主因はスパイクタンパクによる血管障害にある

ワクチン接種後に起こる異変の最大の特徴は、ワクチン接種直後から筋肉細胞内や血管の内皮細胞内で作られ続けるスパイクタンパクが全身の毛細血管壁に突き刺さり、毛細血管の血流を妨げることです。これが老化現象の主因にもなっています。

人体に張り巡らされている血管の全長は、なんと10万㎞もの長さになります。そのうち99％は毛細血管で、全身の細胞の付近（3ミクロン＝1000分の3ミリ）に存在し、循環する血液は細胞に酸素と栄養素を供給するとともに、二酸化炭素と老廃物の回収を行っています。その中を流れる血液が全身の血管を巡る速さは20秒から1分間という猛スピードです。

ところが、毛細血管の内径は動脈側の毛細血管でも5ミクロンから10ミクロンという極

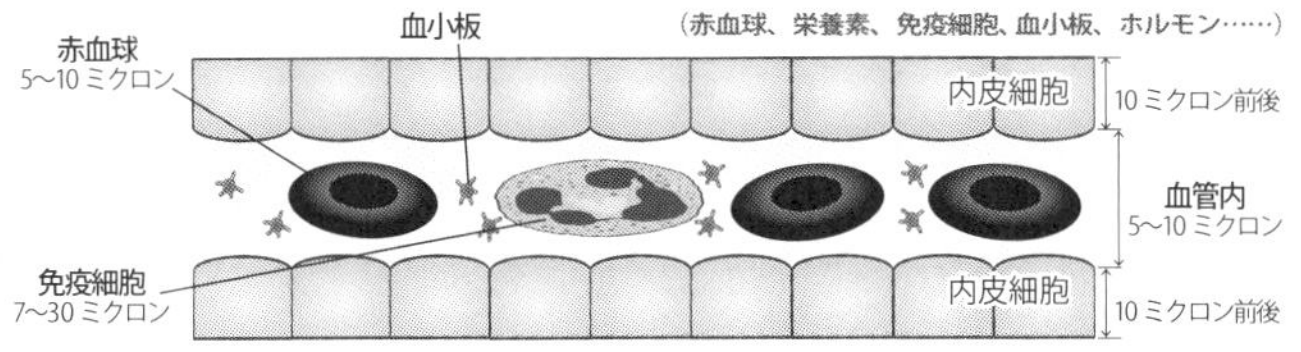

毛細血管の内径は５～10ミクロン

細です。その中を移動する血液の44％を占めるのが赤血球ですが、大きさは7～8ミクロンです。毛細血管の内径は5～10ミクロンですから、赤血球がギリギリ通れる太さです。

血液がその中を移動することによって、酸素と栄養素を細胞へ届け、二酸化炭素と老廃物を回収しています。その他にも、さまざまなホルモンや白血球、血小板なども血液とともに移動しています。

血管のうち、太い動脈や静脈は三層の膜から構成されていますが、毛細血管の膜は一層のみの内皮細胞から構成されています。

ところが、糖（炭水化物）や酸化した油分、過剰な脂肪、そして高齢化などの影響によって血管の老化が進み、硬くなり狭くなっていきます。糖尿病や高血圧、心臓や脳の血管性疾患、腎臓病などの基礎疾患を持ったままでも血管の老化が進みます。その結果、血流が悪くなります。

遺伝子ワクチンも血管にダメージを与えて血流を悪化させますが、その仕組みはまったく別なものです。ワクチン接種によって筋肉細胞内と血管の内皮細胞内でスパイクタンパクが大量に作られ続けると、全身の血管や毛細血管の内壁に突き刺さります（合体します）。スパイクタンパクは10ナノレベルと非常に小さいのですが、大量に血管内壁に合体すると、血管の機能が低下し血液の流れは悪くなります。

ワクチン接種で肩筋肉組織に打ち込まれたmRNAの25％は肩筋肉細胞内に入り、スパイクタンパクを作り続けます。残り75％のmRNAは血液によって全身に回り、血管の内皮細胞内で大量のスパイクタンパクを作り続けます。そのスパイクタンパクが全身の血管内壁に突き刺さり合体します。

全血管の99％を占める毛細血管でこのような現象が起こったら、いったいどのような障害を受けることになるでしょうか。

①毛細血管のゴースト化や死滅

内皮細胞自身が持つ血管修復機能が低下し、毛細血管の老化が進みます。それとともに血流が低下し、止まってしまうことも起こります。いずれ、毛細血管自体が死滅しゴースト血管化してしまいます。その周囲にある細胞には酸素や栄養素はもちろん、修復ホルモ

コロナワクチンで血栓が発症する仕組み

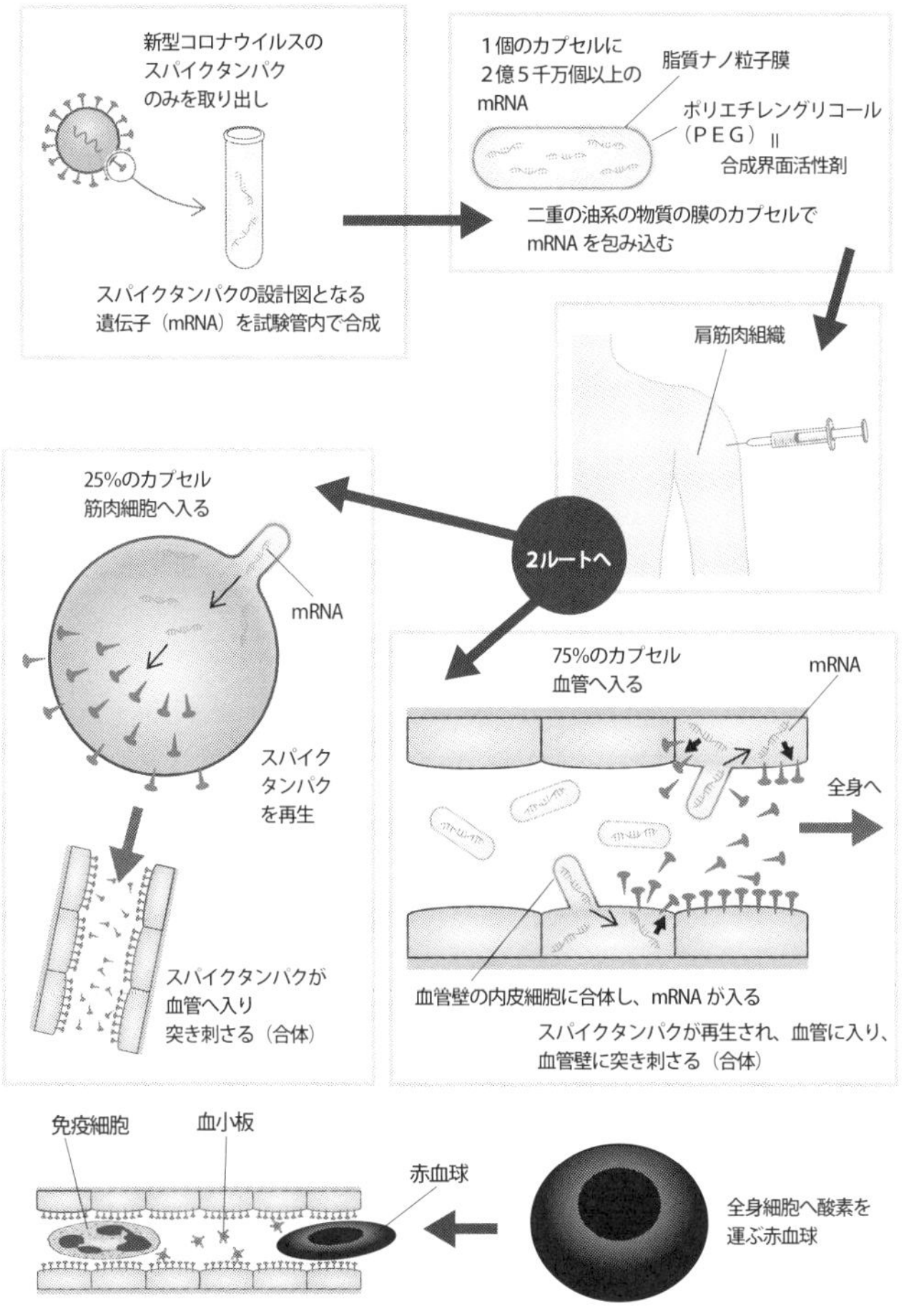

血管は滑らかさがない内側ブラシ状になり、赤血球や血小板が引っかかり詰まる
血管内皮細胞が炎症→大量の血栓が発生！！

ンや若返りホルモンなど各種ホルモンは届かず、二酸化炭素や老廃物の回収・排毒もできなくなります。当然、老化と病気の進行が早くなります。

人が住んでいない建物や市街地が一気に朽ちていくのと、よく似た現象が一気に進行していきます。

②毛細血管内がブラシ状態になる

血管内壁を構成する内皮細胞の表面膜にはスパイクタンパクが合体するACE2タンパクが多く存在しています。そこに次々とスパイクタンパクが突き刺さる（合体する）と、内壁表面がザラザラのブラシ状態になります。

先述したように毛細血管の内径は5ミクロンから10ミクロンですが、血液の44％が7ミクロンから8ミクロンの大きさの赤血球です。免疫細胞のマクロファージや好中球、NK細胞は赤血球より大きく7ミクロンから30ミクロンです。それでも血液が20秒から1分で全身を巡ることができるほど、血管内壁は滑り台のように滑らかになっています。

ところがスパイクタンパクで血栓ができたり、血管壁がザラザラのブラシ状態になったりすると、血流は一気に悪くなって血管が詰まったり、破裂したりするリスクが高くなります。

そこまでいかなくても、赤血球による酸素や栄養素の供給は減少しますし、末端細胞内の二酸化炭素や老廃物の回収率は低下するため、細胞の老化や死が進行します。この現象は毛細血管が多い器官や臓器ほど起こりやすいのです。

たとえばワクチン接種後に生じる神経障害は、毛細血管がダメージを受けて酸素や栄養素が神経組織に届かなくなることで起こってきます。手足のしびれ、ふるえなどが見られるのはそのためです。さらに進行すると、歩行困難や寝た切りになってしまいます。

また、毛細血管の多い目の網膜でこのような血管障害が生じれば、出血や視力の低下を招き、悪くすれば失明状態になります。血液の濾過、解毒作用をする腎臓で同じく血管障害が起こると、腎炎になります。胆のうで起こると胆のう炎になります。

ワクチン接種をくり返した高齢者に起こる身体能力の急激な低下も、毛細血管の障害に起因していることが多いと思われます。

③血栓症が生じ、突然死が起きる

②とも関係しますが、遺伝子ワクチンによって作られたスパイクタンパクが血管内壁に

突き刺さると、血管内壁がザラザラのブラシ状態になるだけでなく、スパイクタンパクに反応した免疫細胞の活動がサイトカインストーム（免疫の暴走）によって加速され、血栓が形成される場合もあります。

ワクチン接種後に死亡した人の多くには基礎疾患がありました。基礎疾患でもっとも多いのが高血圧で全体の27％です。次が糖尿病で14％、続いて認知症、脳梗塞、心不全、肺炎、心臓疾患、腎不全などですが、共通しているのは血管の老化が進んでいてスパイクタンパクにより血栓ができやすくなっていたことです。

70代、80代、90代の高齢者で基礎疾患を持つ人がワクチン接種後でもっとも多く亡くなっているのも、スパイクタンパクによって血栓が生じやすくなっていたからだと思われます。亡くなった人の7割は、ワクチン接種後1週間以内に死亡しています。

一方、血管が若く基礎疾患もない健康で元気な10代、20代、30代、40代でもワクチン接種後、血栓が原因で脳内出血、くも膜下出血、心筋炎、心外膜炎、大動脈解離などを発症し、死亡するケースが無視できないほど多く見られます。1章で取り上げた中日ドラゴンズの27歳の木下雄介投手が亡くなったのもワクチン接種後の血栓が原因だと思われます。

「体力低下や持病が原因ではないか」は詭弁

新型コロナウイルスに感染した場合、基礎疾患のある人が突然重症化するまでには10日から2週間かかります。ところが、ワクチン接種の場合は、早い人はその日の夜、もっとも多いのは翌日に血栓が原因で重症化し、死亡に至ることもあります。その7割は1週間以内で、残りは1カ月以内です。

とくに代謝力の強い若い世代や筋肉の多い人ほど、ワクチン接種でスパイクタンパクが一気に多くつくられるため、ひどい副作用が出やすくなります。逆に筋力を鍛えていない中高年の場合は副作用はあまり見られませんが、スパイクタンパクがじわじわと作られていき、1カ月から2カ月経つと症状が出てきます。気力が失せたり、体力が低下したりする傾向が多く見られます。4回目、5回目と接種をくり返すほど、こうした傾向はますます強く現れるようになります。

オミクロンBA・5が主流で感染が爆発的に広がった第7波では、2022年8月中旬から9月上旬にかけて毎日の死者数が300人前後となり、第6波を上回りました。8月

29日の中日新聞の第一面にコロナ感染死の死因に疑問を投げかける記事が大きく掲載されていました。

「コロナ感染死と言いながら、コロナウイルスによる肺炎死が一人もいないじゃないか?」という内容です。死亡者の90数%が80歳以上の後期高齢者で、ほぼ全員が基礎疾患を持っていたため、持病が悪化して死亡に至ったとみなすこともできる。したがって、コロナ感染が直接の死因ではないのではないかと疑問を投げかけていたのです。

テレビに出演しているアナウンサーや芸能人たちも素直な疑問として同じことをコメンテーターの医師にぶつけていました。そのような疑問に対して、医師や厚生労働省は「感染で高齢者らの体力が弱り、持病の悪化で亡くなる例が多い」と説明しています。しかし、これは詭弁に過ぎません。真相は、糖尿病や高血圧、血管性疾患などの基礎疾患を持っている後期高齢者が3回、4回とワクチン接種をくり返すうちに免疫が破壊され、持病が悪化して亡くなったということなのです。つまり、真の原因はワクチン接種にあったのです。

本当は、基礎疾患を持っているからこそ、血管の老化が原因の生活習慣病(基礎疾患)を抱えている人こそ、ワクチン接種をしてはいけないのです。ところが、物事の本質や原因を追究する思考力が停止した医師たちは、マニュアルどおりにワクチン接種を推奨し、多大なワクチン犠牲者を出し続けています。そのマニュアルも巨大な国際製薬メジャーからの一方的な情報に準じているだけです。

体調不良で治療院に訪れる患者の8割はワクチン後遺症

ワクチン接種後の副作用と後遺症で苦しんでいる人々が全国に数百万人いると推測できます。病院側は、治療方法がないとサジを投げています。そこでワクチン被害者が頼るのが接骨院や鍼灸院、マッサージ、整体院などの東洋医学系治療院です。その一つ、鹿児島の「田中はり灸マッサージ治療院」に訪れる患者さんの8割はワクチン後遺症を抱えているといいます。田中正剛院長からはこんなレポートが届いています。

「2020年1月に国内での新型コロナウイルス感染が確認され、徐々に感染者数は増え続け、未だ終息の光は見えないままです。

世界でもさまざまな感染予防対策が取られるなか、当院も施術医療機関としてマスクの着用、手指・ベッド・設備の消毒や高機能空気清浄機の設置などを行っていました。見えない未知のウイルスに対して何が有効かもわからずワクチンの接種が開始されても終息は

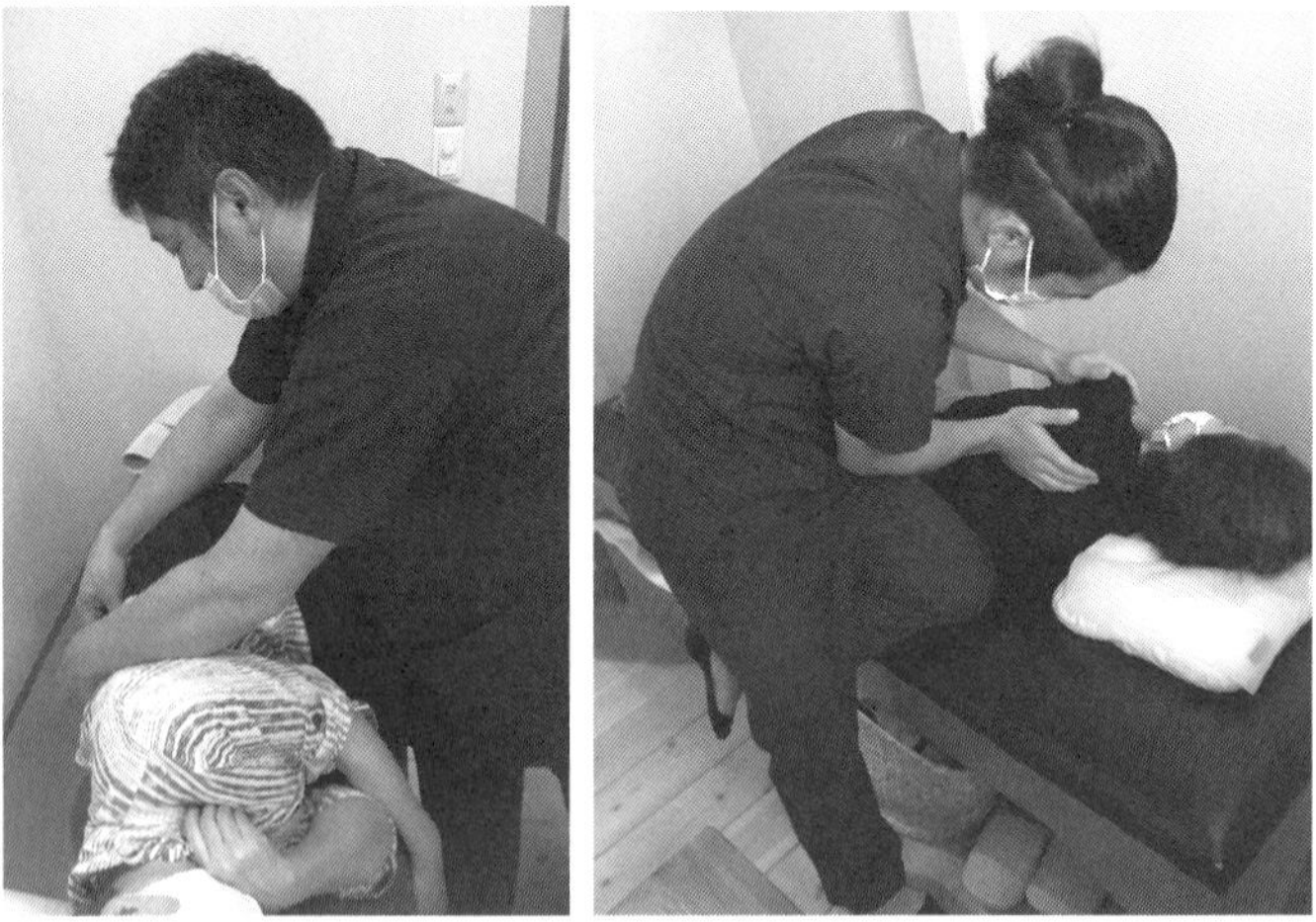

田中はり灸マッサージ治療院

見えず、コロナ感染後やワクチン接種後の後遺症で悩む方が増える一方でした。病院受診などをしてもワクチン接種との因果関係が無いと言われるが、接種後から不調をきたしているのは明らかでした。

そんななか、松井先生の著書『免疫を破壊するコロナワクチンの解毒法』は、じつに興味深い内容でした。何より、私どもが直面している患者様の身体の不調や反応と共通していることが多く書かれていることに驚きました。そのなかで取り上げられていたＭＯＲＩ ＡＩＲにも注目し、さっそく院内で利用しはじめると、空気がガラリと変わりました。檜の香りが漂い、患者様たちがマスクを外して深呼吸する光景が増えました。

新型コロナウイルスや遺伝子ワクチンに侵された身体は、コロナ禍以前よりも施術に時間がかかっていましたが、MORI AIR導入後は患者様の身体が施術に反応しやすくなり、コロナ禍以前とまではいかないものの回復が早くなりました。これまでも空気清浄機である程度の除菌はできていたのかもしれませんが、MORI AIRはナノレベルでの噴霧によって空気を清浄にするだけでなく、森の香り精油を体内に摂り入れて健康を取り戻すことも可能です。そこが一般の空気清浄機と違うところだと思います。

当院では通常の身体の調整と併せて、ワクチン接種後の副反応・後遺症として起こる接種部位の痛みや発熱、倦怠感などの改善以外に、ワクチン接種後の症状の改善にも取り組んでいます。とくにワクチン接種との因果関係は数字として出せるものではありませんが、現場の実感として因果関係があるという認識のもとで施術を行っています。

ワクチン接種後の後遺症、新型コロナウイルス感染後の後遺症を抱えて来院された患者様の具体例をいくつか紹介したいと思います」

【事例1】接種後の症状を勤務先で伝えても認めてもらえない（女性・50歳・病院勤務）

令和3年4月に1回目のワクチン接種を受け、約3時間後に咳、息苦しさ、ふらふら感、倦怠感などの症状が出てきたそうです。それがいつまでも取れず来院されました。2回の施術後、疼痛は取れましたが、違和感は残存していました。

2回目（5月）の接種を受けると、やはり約3時間後に同じく咳、息苦しさを発症し、その後1回目と同様の症状が出ました。それに加えて動悸、全身の筋肉痛・関節痛・頭痛・肝臓周囲の疼痛が現れました。

3回目（令和4年1月）の接種後は、2回目までの接種時より直後の症状は軽症でしたが、3日目から息切れ、咳、声のかすれ、胸の違和感が現れました。

ワクチン接種以前は月1、2回程度の施術で身体を整えていましたが、ワクチン接種を受けてからは不安や違和感もあり、接種後1週間以内に施術を受けるようになりました。ワクチン接種とは関係ないと思っていた膝痛や肝臓周辺の痛みも関係があることに驚いていました。

この方は、1回目の接種後から息苦しさがあり、そのことを職場（病院）で伝えていましたが、副反応として挙がっていないから関係ないと言われたそうです。その後、心筋炎や心膜炎などの症状が出るという報告が病院でも認識されるようになり、3回目接種後数日して息苦しさを伝えると、ようやく病院受診をすすめられたそうです。

事例2 ワクチン接種とコロナ感染で病院や治療院を駆け回ったが改善せず（女性・30代）

この女性には元々メニエール病の持病がありました。２０２１年6月に1回目のワクチン接種を受けましたが、このときは副反応はほとんどありませんでした。

ところが、翌月に受けた2回目のワクチン接種後、めまいと吐き気の症状が現れ、病院を受診したところ、メニエール病か突発性難聴だと言われました。点滴と投薬を受けるも効果はなく、その2日後にご友人の紹介で当院を知り、バスを乗り継いで来院されました。

頸部から仙骨までの回旋がひどく、さらにワクチン接種部位の方へ身体が強く捻じれていました。仙腸関節を用いて脊柱にアライメント調整を行うと、頭のぼんやりしていた感じが取れてきたと言われました。その後、タイトになってしまっている心臓の制限を取るため瞬間的なリリースをかけた後、両上腕から身体の呼吸を整え、身体が温かくなったところで1回目の施術を終了しました。

2回目の来院時には聴力が回復し、頭のぼんやりやめまいといった症状も消失していました。症状が落ち着いてきたところで、また大きくアライメントを変えてしまうと逆効果となることもあるので、体内の循環を上げ、自律神経の調整をするところで施術は終了しました。

その後、2022年2月と6月に新型コロナウイルスに罹患し後遺症が続くため、近所の病院や治療院を駆け回ったそうですが、症状が変わらないため8月中旬に当院へ来院されました。感染中は発熱、倦怠感、喉の痛み、咳、目ヤニ、結膜炎などの症状があり、来院時はきつい頭頸部と倦怠感、気分不良が残存していると訴えられました。施術して1週間後、頭頸部の痛みは楽になり、気分不良も消失していたそうです。

【事例3】3回目の接種後、突然、左腰に強い疼痛が起こる（男性・56歳・海外在住の国家公務員）

2021年8月に1回目のワクチン接種を受けた後、腰部に違和感と鈍痛を感じはじめ、バッグを担いだり長時間立位でいたりすると、症状が顕著に現れるようになりました。その年の9月に2回目を接種した後も症状は続いていましたが、2022年6月に3回目の接種を受けました。

同じ6月、子どもたちとサッカーをして遊んでいてボールを蹴ったとき突然、左腰にピリリと強い疼痛がありました。それくらいの運動では考えられないことでしたが、あまりに痛みがひどいので、その2日後に当院に来院されました。1回目の施術で疼痛は半分以下になり、日本滞在中の2回の施術で症状はほぼ消失しましたが、ワクチン接種による身体の変化が関係しているようでした。

【事例4】ワクチン接種でしびれ、張り、モヤモヤ感があり、集中力が低下（男性・会社員）

1回目と2回目のワクチン接種後に発熱と倦怠感の副反応があり、3回目の接種後も同様の症状がありましたが、さらに左頭部から左肩にかけてしびれがあり、頭部の左回旋ができなくなりました。右腰と右大腿の張り感、頭部のモヤモヤ感もあり、仕事中の集中力低下も現れていました。

初回の来院時はMORI AIRを吸入しながら、左肩（ワクチン接種部位）より胸膜・心膜の制限を施術。さらに、脊柱の第1胸椎と環椎後頭関節のアライメントの調整を行いました。寝具の見直しも行ってもらいました。すると、2回目の来院時は右腰と右大腿部の張り感は残っているものの、その他の症状はすべて消失し、接種前の身体に戻ったようだと本人は喜ばれました。

【事例5】接種を止めたところから回復に向かう（女性・50代・会社員）

ワクチン接種1回目のときは副反応はありませんでしたが、2回目の接種後は発熱、胸の苦しさを感じ、息ができなくなったため夜間、救急病院に行き点滴処置を受けました。しかし、ワクチン接種との因果関係は解らず、原因不明という診断でした。その後は左股関節痛があり、まっすぐ歩くことができず、すぐに立ち止まってしまうような状態でした。

以前から定期的に来院されていたため、予約を前倒しにして数回施術を受けられ、症状が落ち着いてきたころに、3回目の接種をすることになりました。ところが、接種後に顔に発疹ができはじめ、アレルギー症状が出ました。そのため、4回目のワクチン接種は会社に事情を説明して回避しました。

その後は、MORI AIRを利用したことと定期的な施術で症状は回復に向かっています。

【事例6】接種後の疼痛を診てもらうが否定された（女性）

令和3年5月に1回目と2回目のワクチン接種を受けましたが、どちらも直後に左肩の腫れと疼痛が副反応として現れました。それから令和4年2月に3回目の接種を受けると、接種後に疼痛が出て長期に及ぶようになり、とくに左膝の疼痛で正座できなくなってしままいました。

かかりつけ医に相談しましたが、原因は見つからず、ワクチンとの関係も否定されました。そのころ通院中だった整骨院でも同様のことを言われ、身体のバランスなどを調整する施術を受けましたが、改善は見られませんでした。

そんななかで当院に来院され施術を受けたところ、3回目で左膝の疼痛は消失し、正座も可能になりました。左肩の疼痛はときどきありますが、日常生活では気にならない程度にまで改善しています。

ワクチン接種でとても辛い体験をされたため、予約していた4回目の接種はキャンセルされたそうです。

【事例7】ワクチン接種で狭心症の発作回数が急に増えた（男性・48歳）

令和3年6月と7月に1回目、2回目のワクチン接種を受けましたが、どちらも接種後に、左腕、右頸部、腰の痛みと発熱がありました。3回目の接種後にも同様の副反応があり、その後は普段以上に強い肩こりが続きました。もともと狭心症はありますが、発作回数が急に増加しました。

来院されて1回目の施術を受けると、右頸部の痛みを感じる時間は減少しました。2回目の来院までは3週間ありましたが、心臓発作があったのは1回で、30分程度で治まっています。

現在、施術を4回受けていますが、肩こりは感じなくなり、頸部の可動域も元の状態に戻り、狭心症の発作も消失しています。あとは、右の頸部の張り感を残すのみです。

【事例8】接種後、普通の生活ができなくなった（女性・高校生・新体操部）

令和3年9月と12月にワクチン接種を受けましたが、どちらも接種後に発熱、頭痛、倦怠感が副反応として現れました。その症状が1回目は2日から3日、2回目は1週間続きました。その後は、めまい、頭痛、ブレインフォグ（頭がぼうっとして思考力が低下する症状）、息苦しさ、倦怠感、筋力低下が残り、なかなか改善しないので学校を早退したり、部活動に参加できなかったりする日が続いていました。普通の生活を送ることができず3カ月ほど苦しんでいたところで来院されました。

1回目の施術で、頭痛、ブレインフォグ、めまいは7割回復するも、息苦しさと倦怠感は変わりませんでした。それから2回目、3回目と施術を受けましたが、3回目のときに

ＭＯＲＩ　ＡＩＲを設置して吸入しながら施術を行ったところ、息苦しさと倦怠感の改善がみられました。計５回、施術を受けられましたが、普通に通学できるようになり、部活動の練習も徐々に増やせています。

【事例９】ワクチン接種による血流低下でさまざまな障害が起こる（女性・64歳）

令和４年７月初旬に３回目のワクチン接種を受けると、７月中旬に突然、左股関節前面に激痛としびれがあり、左下肢に力が入らず、ふらついてうまく歩けなくなり、来院されました。ワクチンを打った左肩の筋膜にトラブルがあり、脊柱のアライメント不良を引き起こしていること、さらに左下肢に炎症が起こっていることがわかりました。

そのことを本人に伝えると、数週間前に陰部からどす黒い血の塊の不正出血があったといいます。その後も、ときどき出血があるので婦人科の受診を検討しているとのことでした。これは、スパイクタンパクが左卵巣に蓄積して炎症を引き起こし、左下肢の血流が低下していることで起こっていると思われました。

ＭＯＲＩ　ＡＩＲを大量吸入して血流の改善をはかりながら、左肩に特別な鍼を用いて処置しました。これにより脊柱のアライメントを回復させました。次いで左卵巣の動脈と静脈の処置を行い、腫れ眼を改善させると、この時点で左下肢の疼痛・しびれ・筋出力低下は70％ほど回復しました。

さらに、S状結腸間膜1次根・2次根のリリースと左鼠径管のリリースで、左下肢の全症状は改善し筋出力が回復して、普通に歩行できるようになりました。

その後の様子は聞いていませんが、ワクチン接種による血流低下で起こる不調への対応の必要をはっきりと認識しました。

(二)ミトコンドリアにダメージを与え、急激なガン細胞発生と増殖をもたらす

「若さと健康と長寿」の秘訣はミトコンドリアの活性化にある

❖人体細胞の宿命

人体が60兆個の細胞から構成されていることはよく知られていますが、じつは、その一つひとつの細胞の中には大きさが細胞の直径の数十分の一ほど（長さ1ミクロンから5ミクロン、太さ0・5ミクロン）で、まったく異種の小生命体が100個から4000個、寄生した状態で存在しています。これこそがミトコンドリアです。

生命活動に必要な95％の代謝エネルギー（ATP）をつくり出すとともに、細胞内に溜まった化学物質や毒素を排出する働きもしています。このミトコンドリアの働きを知ることとは生命活動の本質を知ることになります。

そもそも、ミトコンドリアはどのようにして細胞内に存在するようになったのでしょう

か。しかも、寄生した存在でありながら、生命が存在するために不可欠のエネルギーをつくるという決定的な役割を担う一方、副産物として活性酸素を発生させるという側面もあります。

この疑問を解くには、まず、ミトコンドリアが細胞内でどのようにエネルギーをつくっているのかを見ておく必要があります。

人体細胞の成り立ちを振り返ると、人間や動物の細胞の先祖である原核細胞が発生したのは38億年ほど前です。そのときは、まだ酸素が大気中に存在していませんでした。そのため酸素を使わずにエネルギーをつくり出す「解糖系生命体」として細胞が発生しました。

その後、長い年月を経て20億年ほど前、大気中に酸素が存在するようになると、酸素を取り込んでエネルギーをつくり出すミトコンドリアなどの生命体が発生しました。そのミトコンドリアが、無酸素でエネルギーをつくっていた解糖系生命体である細胞の中に寄生し合体したのが、人間や動物の細胞の始まりです。

解糖系生命体（細胞）は酸素を嫌い、低温（32℃前後）を好み、ゆっくり分裂してどこまでも増殖し続けます。一方、ミトコンドリアは酸素を必要とし、高温（37℃以上）を好み、自らは増殖しないかわりに、代謝エネルギーを大量に産生して細胞を元気にします。そのミトコンドリアが解糖系生命体と合体して誕生した細胞は、ミトコンドリアからエネルギーをもらう代償として分裂増殖が制限されることになり、死という寿命を持つようになりました。それが人体細胞であり動物細胞です。

❖ミトコンドリア系エンジンと解糖系エンジン

人体細胞の直径は3ミクロンから20ミクロンです。細胞膜に覆われ、その中にはDNAを一組持つ細胞核が一つと、大量のミトコンドリアやタンパク質を合成する小胞体、タンパク質の仕分けをするゴルジ体など、さまざまな細胞小器官が存在します。

細胞内にはエネルギーをつくる仕組みも備わっていて、そのための2つのエンジンが存在します。一つは先に述べたミトコンドリア系エンジンで、もう一つは水分豊富な細胞質基質（細胞質から細胞内小器官を除いた部分）でエネルギーを生産する解糖系エンジンです。

解糖系エンジンでは、食物から摂り入れたブドウ糖1個を分解し、乳酸2個とピルビン酸（物代謝の中間産物）2個に変換します（注）。このとき、エネルギーであるATP（アデノシン3りん酸）が2個つくられます。この作用には酸素は不要で、食物から分解したブドウ糖のみでエネルギーをつくり出し、細胞の分裂増殖や生命活動を促します。人間が大人になるまでの成長期間は、この解糖系エンジンがメインに活躍します。

㈱食物からブドウ糖に分解する際に働く物質が酵素です。さらに、ブドウ糖からピルビン酸に分解する際に必要な物質もやはり酵素です。

❖大きなエネルギーを作るのはミトコンドリア系エンジン

解糖系エンジンでは、1個のブドウ糖からわずか2個のATPと2個のピルビン酸しか作れません。これだけではすぐにエネルギー不足に陥ってしまいますから、より多くのエネルギーを作る仕組みが必要です。それがミトコンドリア系エンジンです。

ミトコンドリアが働けば、2個のピルビン酸から36個のATPを生産できます。解糖系エンジンで作られた2個のATPと合わせると38個ですから、ミトコンドリアが働くことでエネルギー生産は19倍になります。つまり、人体細胞はミトコンドリアを持つことで、一気に大きなエネルギーを生産できるようになったのです。

といっても、私たちの身体は二つのエンジンをうまく使い分けています。たとえば私たちが短距離を全力疾走で一気に走り抜くときや、一気に重い物を持ち上げたり、跳んだり、打ったり、突いたり、蹴ったりするときなど瞬発力を発揮するときに必要なエネルギーを素早く作るのには解糖系エンジンが適しています。そんなとき私たちは息を止めて活動しますが、それは解糖系エンジンが中心になって無酸素でエネルギーを作っているからです。

しかし解糖系エンジンは大容量のエネルギーを作るのには向いていません。たとえば長距離走など長時間にわたって身体を動かすには大きなエネルギーが必要になりますが、そんなときは酸素を使って大きなエネルギーを作り続けることができるミトコンドリア系エンジンが向いています。24時間、働き続ける心臓の細胞内にミトコンドリアが約4000個、脳細胞内には約3000個と大量に存在しているのもそのためです。

現代人はどんどん長命になっていて、その分、より長い期間活動を続けることになります。そのために必要なエネルギーを生産する主役もミトコンドリア系エンジンです。ですから、このエンジンが正常に働いているかどうかで、何歳まで健康長寿でいられるかが違ってくるといってもいいでしょう。

つまり、若さと健康長寿の秘訣はミトコンドリア系エンジンを活性化することであり、そのためにどんな生活をするのがいいかを知り、実践することがとても大事になるということです。くわしくは拙著『52歳で折返し120歳で現役　丹田発声・呼吸法で医者要らず』

（松井和義著・コスモ21刊）でも解説していますので参考にしてください。ここではポイントだけ確認しておくことにします。

・小食にする
・丹田呼吸で酸素をより効率よく大量に摂り入れる
・抗酸化物質（フィトケミカル）を摂り、水素原子からより多く電子をとり出してミトコンドリア系エンジン（クエン酸回路）を活性化させる
・酵素を多く摂る
・補酵素（ミネラル、ビタミン）をたくさん摂る
・珪素を多く摂る（珪素は水素の4倍もの電子を供給してくれる）
・体内に原始ソマチッドをできるだけ増やし、気のエネルギーや宇宙エネルギーで原始ソマチッドを活性化し、ミトコンドリアに大量の電子を供給する。
・有酸素運動でミトコンドリア系筋肉を鍛え、ミトコンドリアをどんどん増やす

これらの条件を満たすことができるほど長寿遺伝子のスイッチがオンになり、最大で5割以上、寿命を延ばし若々しく生き続けることができます。

このことは、マサチューセッツ工科大学のレオナルド・ガレンテ博士が2000年に「小

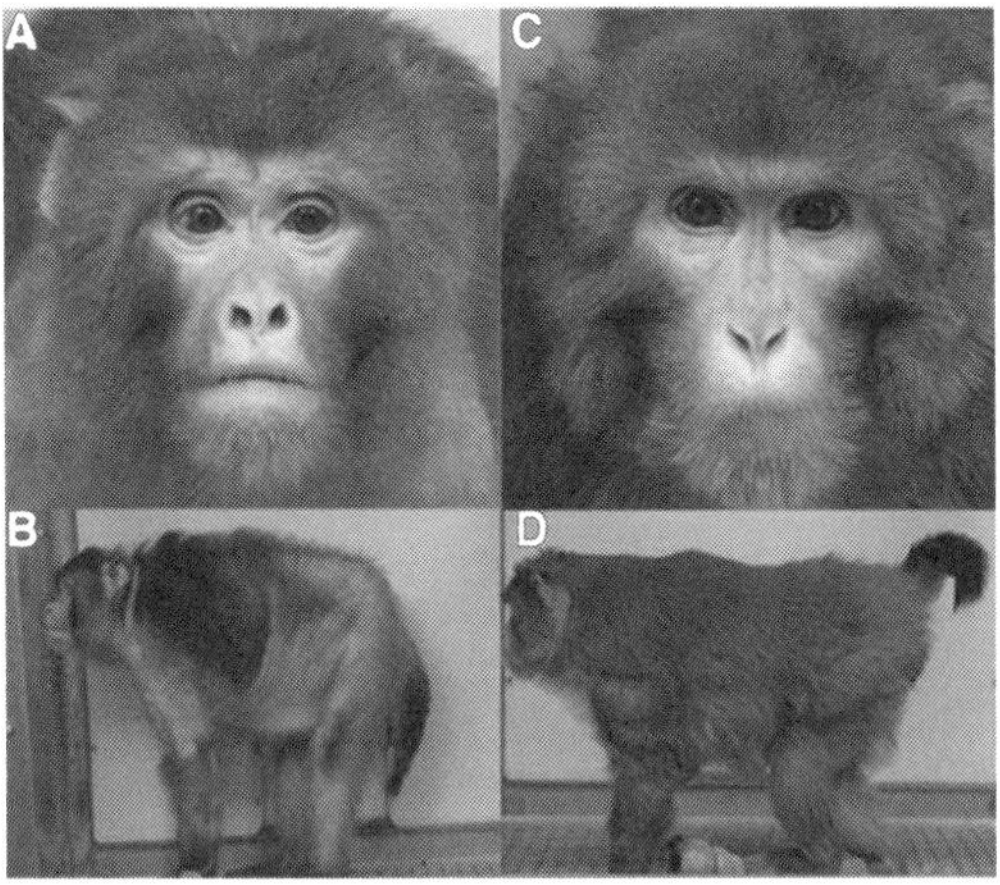

A、Bは通常のカロリーの食事を、C、Dは70%にカロリー制限した食事を摂取し続けたサル（2009年米『サイエンス』誌掲載）

食にすることでミトコンドリアが活性化すればするほど、眠っていたサーチュイン長寿遺伝子（餓死遺伝子）がスイッチONになる」ことを発見したことでも証明されています。

写真をご覧ください。これは、ウィスコンシン大学が76匹のアカゲザルを使って24年間比較研究を行い、2009年秋に発表した論文の中にある写真です。

自由に食物を食べたサル群と、1日1回のみの食事にしてカロリーを70%に制限したサル群を比較すると、1日1回の食事のサル群は明らかにシワも白髪も少なく、毛も抜けていませんでした。目もイキイキ輝き、精悍な顔つきや姿です。アカゲザルの平均寿命は27歳前後で、人間でいえば75歳前後ですが、このサルたちの寿命はそれより4割も5割も長くなったと推定されます。

その最大の要因は、ミトコンドリア系エンジンの活性化と、サーチュイン長寿遺伝子がスイッチＯＮになったことにあります。

このアカゲザルの実験以外にも、マウスや多くの動物を使った実験が行われ、同じような結果が世界中で報告されています。

人間の細胞もサルの細胞と構造や機能は同じです。解糖系エンジンが使うブドウ糖が無くなり空腹感を感じると、ミトコンドリア系エンジンがフル活動し、解糖系によって作られたピルビン酸から18倍のエネルギーを作り出します。そのピルビン酸も無くなると、次は体内に貯えられた中性脂肪を使ってエネルギーを作り出します。中性脂肪を脂肪酸とグリセロールに分解し、脂肪酸はケトン体に、グリセロールはブドウ糖に変換され、ミトコンドリアのエネルギー源になります。

現在、米国の大富豪やインテリ層、上流階級は1日1食の小食で生活している人が多く、１００歳現役で健康に仕事をしている人たちも数多くいます。私は２０１１年秋、米国の上流階級やインテリ層がもっとも多く住むニューヨーク州ウェストチェスター郡に10日間滞在し、様子を見てきました。

米国一の大富豪であるデヴィッド・ロックフェラー（103歳で死亡）など、わが国の聖路加国際病院の日野原名誉院長（105歳で死亡）に劣らず、100歳を超えてなお現役バリバリの長寿者が数多くいます。彼らは肉を食べず、牛乳を飲まず、小食です。

わが国も1日1食や小食の有名人たちが増えてきました。南雲医師、福山雅治さん、水谷豊さん、タモリさん、ビートたけしさん、片岡鶴太郎さん、GACKTさん、榎本孝明さん、松田聖子さん、吉永小百合さんをはじめ、スマートで健康で若々しい人たちが増加しています。しかも、ミトコンドリアを増やすために、毎日のように有酸素運動で筋肉を増やしています。

このように、ミトコンドリアは若さと健康長寿のカギになっているのです。

❖毒物の排出もミトコンドリアの重要な役割

ミトコンドリアには、もう一つ重要な役割があります。それは細胞内に溜まった毒物を排出する働きです。

私たちの日常生活には毒物が溢れています。たとえば、毎日使っているシャンプーやボディソープ、合成洗濯洗剤などの主成分は、石油から作られた合成界面活性剤です。これは人体にとって、とんでもない毒物です。

合成界面活性剤は、皮膚から出る汗や垢などのタンパク質や脂の汚れを分解し落としてしまいます。しかし、汚れを落とすだけではありません。皮膚細胞を破壊し、皮下細胞内へ侵入して蓄積されます。その中に含まれる毒物を体外に排出しようとする身体の反応として起こる症状がアトピー性皮膚炎です。

アトピー性皮膚炎に対する現代医療の治療法は、ステロイド剤（副腎皮質ホルモン）の塗布が中心です。かゆみや発疹、腫れなどの症状がサーッとおさまり、治ったと思い安心します。ところが、1週間ほどで再び発症します。そこで、さらにステロイドを塗布しますが、再び発症するというイタチごっこです。

そのうちにステロイドの効果が低下していき、もっと強いステロイドに移行します。こんなことを数カ月も続けると、皮膚細胞内のミトコンドリアは毒物排出能力を失い、皮膚細胞は破壊されて皮膚はカサカサになってきます。おまけに正常細胞まで破壊されていき、皮膚のカサカサが周囲にまで広がっていきます。こんな状態が数十年にもわたって続き、苦しむ人が多くいます。

つまり、ステロイド治療はなんら根本治療にはなっていません。モグラ叩きのように、表面に出てきた毒を奥へ押し込んで隠すだけです。しかも、皮膚細胞に蓄積されたステロイド剤の副作用で自律神経障害、うつ病などの精神障害、肝臓や腎臓の障害など、さまざまな病気を招きます。

アトピーに関する話が長くなりましたが、体内に蓄積した化学物質（毒物）が私たちの身体に深刻な影響を及ぼしているのに、表面に現れた症状を抑えようと対症療法をいくら行っても、かえって毒物の排泄を妨げるばかりです。必要なのは、体内に蓄積された毒物を排出することです。遺伝子ワクチンに含まれる化学物質が体内に蓄積されることに対しても、まったく同じことがいえます。

細胞には本来、侵入してくる不要物を代謝活動によって排出して細胞を防衛する働きが備わっています。それは代謝活動が活発であるほど、強くなりますが、その主要な担い手こそ細胞内に存在するミトコンドリアなのです。

ミトコンドリアは、自分の棲み処である細胞が化学物質のゴミ溜めになるほど、活動力が低下します。また、化学物質によって細胞核内のＤＮＡが傷つけられ、ガン細胞化するリスクも高くなります。このときミトコンドリアは、そのような状況を改善しようとしてエネルギーの生産性を高め、代謝活動を活発にして毒物の排出を促します。そのために起こるのが痛み、発熱、腫れ、痒みなどの現象ですが、これはミトコンドリアがつくるプロスタグランジン（生理活性脂質）によるものです。

ステロイド剤は、ミトコンドリアがこのプロスタグランジンを作れないようにすることで傷み、発熱、痒みなどを鎮静化しようとしますが、かえってミトコンドリアの代謝活動を低下させてしまいます。しかも、使い続けていると交感神経が緊張状態を続けるため、血管が収縮し、血流障害や低体温化、リンパ球の減少などを招き、免疫力が低下して感染症にかかりやすくなります。体温低下が進み、ミトコンドリアの活動をさらに低下させるという悪循環に陥ります。

せっかくミトコンドリアが代謝活動を活発にして細胞内の化学物質（毒物）を排出しようとしているのに、ステロイド剤でそのミトコンドリアの活動を妨げているわけです。本当に必要なのは、生活環境を通して体内に蓄積した化学物質、さらには遺伝子ワクチンに含まれる化学物質を排出するためにミトコンドリアの代謝活動を活性化することです。

❖ワクチン接種をくり返すほどガン細胞の増殖は加速する

先述したように、遺伝子ワクチンには酸化グラフェン、脂質ナノ粒子、ＰＥＧ、水酸化アルミニウムをはじめミトコンドリアを不活性にする数十種類もの化学物質が混入されています。そんなワクチンの接種がすでに5回目まで進んでいますが、このままだと毎年の接種が常態化しそうです。当然、細胞内には化学物質が蓄積され続けていきます。

mRNAを包み込んでいるカプセル膜に含まれる脂質ナノ粒子は、分解されずに細胞膜に数年間へばりつき、細胞破壊を招く恐れがあります。酸化グラフェンやPEGは細胞内に蓄積され、細胞機能の低下を招きます。

それだけではありません。遺伝子ワクチンに含まれる化学物質は数ナノから数10ナノという極小の粒子であるため、それより大きいミトコンドリア内にまで侵入し、ダメージを与えます。こうなったら、ミトコンドリアは生命活動の基本となる代謝エネルギーを作れなくなってしまいます。

このことは細胞のガン化を招くことにもつながります。ミトコンドリアがエネルギーを作れなくなってくると、細胞は生き残るためにミトコンドリアが細胞内に存在しなかったときの解糖系生命体細胞へと先祖返りします。これこそが細胞のガン細胞化です。

また、遺伝子ワクチンの化学物質は細胞核にも侵入して、遺伝子（DNA）を傷つける危険性も高いのです。これによって、細胞のガン化リスクはさらに高まります。

先述したように、2回目のワクチン接種直後1カ月から2カ月でガンの発症や再発が増えるのは、このせいだと考えられます。さらに3回目、4回目、5回目と接種を続ければ、ますますガン細胞の増殖は加速していくでしょう。

私の元に次々と入って来るガン発症の情報は、ファイザー社やモデルナ社のワクチンを2回目、3回目、4回目、5回目と接種した人たちのものです。そのなかには高齢者の情報もかなり含まれています。若いほどガンの増殖や進行は速く、高齢になるほど、遅くなります。ところが遺伝子ワクチンを接種すると、わずか1カ月から2カ月でガン細胞の増殖スピードが加速し、ガンが発症したり再発したりしています。これはどう考えても異常です。

その一番の原因が、ミトコンドリアの不活化とDNAのダメージにあることは先述したとおりです。このことについて、もう一度確認しておくことにします。

(i)ミトコンドリアの不活化

①ワクチン接種によって筋肉細胞内で大量につくられたスパイクタンパクが、細胞内のミトコンドリアにダメージを与え、不活化させます。

②mRNAを包み込んでいるカプセル膜を形成する脂質ナノ粒子やPEG（ポリエチレングリコール）、ワクチンに混入されている酸化グラフェン、水酸化アルミニウムなどの極小（ナノレベル）の化学物質が、その数十倍の大きさのミトコンドリア内へ侵入し、ミトコンドリアを不活化します。

①と②により、ミトコンドリアが不活化してエネルギーを作らなくなると、細胞は解糖系細胞に先祖返りしてガン細胞化します。

(ii)DNAのダメージ

mRNAを包むカプセル膜を形成する脂質ナノ粒子やPEG（ポリエチレングリコール）、酸化グラフェン、水酸化アルミニウムなどのナノ粒子が細胞核膜に浸透し、その中にあるDNA（遺伝子）を傷つけるためにガン細胞化します。

2021年10月4日、テレビでお馴染みの小倉智昭キャスター（74歳）が6日から肺ガンの抗ガン剤治療のため1カ月入院するという発表がありました。2016年に膀胱ガンを公表し、2018年に膀胱ガンを全摘手術しています。しかし、2020年11月に肺に影が見つかり、その後、肺へ転移していることがわかりました。

小倉キャスターは、２０２１年の夏にはワクチンの接種を2回受けています。ワクチン接種が肺ガン増殖を速めた可能性が高いと思われます。

4章

ワクチン接種の被害を解消する秘訣は原始ソマチッドの徹底活用

注目すべき珪素の働き

現代科学によれば、生命体とは遺伝子（DNA、RNA）を持ち、生命体の中心成分は炭素ということになります。少なくともこの条件を満たさなければ生命体として認められません。しかし、私が注目したのは、珪素を主成分とし、遺伝子を持たない生命体です。正式な名称は「極小珪素宇宙意識生命体」ですが、本書では通称として「原始ソマチッド」と呼んでいます。

この原始ソマチッドは、宇宙の情報で動く不思議な意識体でもあります。そのうえ、自らの周波数を変えることができるので、3次元を超えてより高次元とも往き来することができます。ですから、3次元世界中心の現代科学で完全に捉えることは難しいのです。当然、培養もできないため、分析も実験もできません。

私は、長年の研究を通して、この不思議な生命体を解明するカギは珪素という元素にあると考えてきました。珪素の英語名はシリコン、元素記号はSi、原子番号は14で、ミネラル元素に分類されます。原子番号の14は、電子を14個持つことを示しています。

石英にも珪素が多く含まれていますが、水晶の珪素含有率は99・99％です。水晶がコンピューターや半導体、レンズ、太陽光パネル、水晶発振時計などの素材として使われているのは、きわめて安定した周波数の電気信号を発振することができ、精密度の高い情報処理が可能になるからです。

さらに、人間の意識や感情に作用して心のエネルギーを増幅しアウトプットできるという不思議な力も持っています。

これは映画上の話ですが、スーパーマンの南極の秘密基地は水晶で出来ています。そこでスーパーマンはクリプトン星の情報を引き出したり、宇宙エネルギーを充填したりします。スーパーマンは宇宙から来た想像上のヒーローですが、その物語に水晶が登場することは珪素の働きを暗示しているようにも思えます。

地球の地殻を構成する元素でいちばん多いのは酸素ですが、ミネラル元素でいちばん多いのは珪素です。地球の歴史を振り返ると、太古の昔、藻類（植物性プランクトンやバクテリアから海藻まで）が堆積し化石化することで珪素が地殻に多く含まれるようになりました。その珪素と酸素、水素の化合物が珪酸で、ガラスの主成分になっています。

珪素を多く含む大地で育つ植物も珪素を吸い上げて生育するため、その成分として珪素を持っています。さらに、その植物を食べる動物や人間も珪素を体内に吸収します。体内に入った珪素はさまざまな器官の構成成分になり、必須栄養素として重要な働きをします。なかでも脳内にある松果体は、その構成成分の99・6%がなんと珪素です。目のレンズである水晶体の主成分も珪素ですし、胸腺の90%近くも珪素です。他にも小腸、虫垂、腎臓、肝臓、脾臓、血管、皮膚、精巣、卵巣、毛髪、骨、歯、爪、筋肉などの細胞壁や細胞膜には珪素が存在しています。

さらに、人体に必要なエネルギーの95%を生産するミトコンドリアにとっても、珪素は重要な元素です。

それだけではありません。健康と若さを保つには血管の柔軟性も重要ですが、その血管の内皮細胞の細胞膜にも珪素が存在しています。血管は血液をスムーズに全身に流すことで、全身の60兆個ともいわれる人体細胞に酸素や栄養素、ホルモン、抗体などを運び入れ、二酸化炭素や老廃物を運び出す働きをしています。それには血管の柔軟性を保ち、血流の悪化を防ぐことが重要であり、血管の内皮細胞が珪素不足にならないようにすることも必要です。

珪素は骨や肌の構成成分としても不可欠です。骨は無機質のカルシウムと有機質のコラーゲンがつながって構成されています。このとき、カルシウムとコラーゲンを接着させるセメント的な役割を担っているのが珪素です。つまり、頑丈な骨やしなやかな肌を維持するには珪素が不可欠なのです。

その他、皮膚のシワ対策としても珪素が重要です。皮膚の表面が紫外線に当たると活性酸素が発生します。その活性酸素によって皮膚細胞が傷ついて出来るのがシワです。それでも若いころは細胞の代謝が活発なので回復が早いのですが、中高年になると回復しきれずシワになって残ります。

紫外線によって活性酸素が発生するのは皮膚表面の細胞だけではありません。その下にある真皮細胞でも同様に活性酸素が発生し、真皮細胞を傷つけます。しかも加齢によって真皮細胞の傷の修復がうまくいかなくなると、コラーゲンの層がくずれ、皮膚のタルミが生じてきます。

こうして紫外線によって傷ついた皮膚の細胞が再生するには、コラーゲンやヒアルロン酸、エラスチンなどの成分を多く摂る必要がありますが、それだけではうまくいきません。それらを結びつける珪素が必要なのです。上皮の細胞と真皮の細胞の間をつなぐ接着剤的役目を果たすのも珪素です。

細胞を形成するアミノ酸（タンパク質）や脂肪酸（脂質）は炭素が主成分ですが、その炭素は活性酸素によって酸化（サビ）されやすいのです。ところが珪素は活性酸素によって酸化（サビ化）されることも変性することもありません。しかも、抗酸化力を持っていて皮膚や真皮などの炭素の酸化を防ぐこともできます。

老化の最大原因は活性酸素

ところで、人体に障害をもたらす可能性のある活性酸素はそもそも、なぜ発生するのでしょうか。エネルギー（ＡＴＰ）を作り出す主役のミトコンドリアが酸素呼吸をしているからです。そのとき酸素の１％から２％が活性酸素になる仕組みになっているのです。

活性酸素といえば悪役のイメージがありますが、リンパ球が体内に侵入した異物（ウイルス、病原菌など）を攻撃するとき、活性酸素をぶつけて殺します。ですから、活性酸素の発生量が適度であれば、善玉活性酸素として免疫系に必要な働きをするようになっているのです。

ところが、活性酸素が過剰に発生すると、悪玉活性酸素としてマイナスの働きをするよ

７色で分類した野菜や果物

赤	トマト、梅干し、スイカ等
オレンジ	人参、みかんなど
黄	玉ねぎ、バナナなど
緑	ブロッコリー、ピーマン、ホウレンソウ、オクラ、キュウリ、春菊など
紫	ナス、ブドウ、ブルーベリーなど
黒	ごぼう、さつまいも、じゃがいも、ゴマ、海藻など
白	りんご、大根、キャベツ、白菜、ネギ、キノコ、玉ねぎなど

うになります。細胞の遺伝子（ＤＮＡ）を傷つけたり、細胞の酸化（サビ化）を進めたりします。実際には、食べ過ぎや睡眠不足、喫煙、強い精神的ストレス、働き過ぎによる肉体的ストレス、激しい運動、合成食品添加物、過度の紫外線や電磁波、放射線の浴び過ぎ、農薬や化学物質の体内侵入などで活性酸素が過剰に発生します。

とくに、その活性酸素が細胞中の鉄や銅イオンに出会うと最凶最悪の悪玉活性酸素であるヒドロキシルラジカルに変化します。これが体内に増えると、細胞の老化が加速したり、遺伝子が傷ついてガン細胞化したりするリスクが格段に高まります。

いちばんの対策は先に述べた発生源を減ら

すことですが、同時に体内でどうしても発生してしまう悪玉活性酸素をできるだけ消すことです。そのために効果的なのが食事で摂る抗酸化物質（フィトケミカル）です。よく耳にするのはベータカロチンやポリフェノール、ビタミンA・C・Eなどですが、その他に野菜や果物の皮や皮に近いところに存在する香りや辛味、色素成分も抗酸化物質です。

前頁の表に抗酸化物質を豊富に含む7色の野菜や果実を示しています。参考にしてください。

水素原子

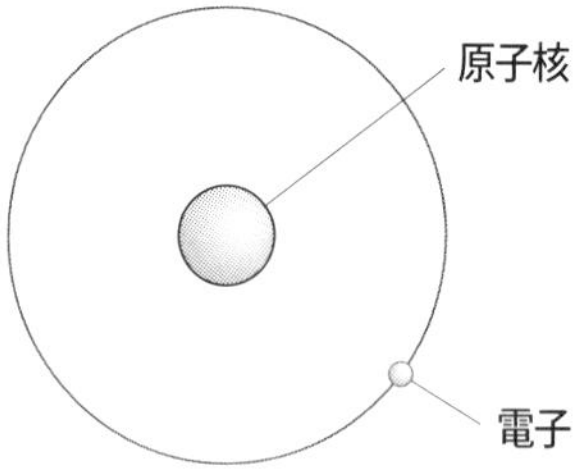

これらの成分が抗酸化物質として作用する理由は、水素原子が多く含まれていることにあります。原子番号1の水素（H）は電子を1個持ち、それが原子核の周囲を回転しています。この電子が自由電子（束縛されずに自由に動き回れる電子）となって活性酸素に結合することで、活性酸素を消してしまうのです。

ただし、抗酸化物質（フィトケミカル）を多く含む野菜や果物を皮ごと（丸ごと）食べる場合は無農薬の野菜や果物に限ります。もしくは、水素を摂るために水素水を飲む方法もあります。

珪素は水素の4倍の抗酸化力とミトコンドリ活性化力をもたらす

珪素原子は、電子を14個持ち、原子核の周囲を回る電子軌道は3重層になっています。いちばん内側の軌道を回転する電子が2個、その外側の軌道を回転している電子が8個、そしてもっとも外側の電子が4個。その4個が自由電子（フリー電子）となって飛び出し酸化を防いだり、ミトコンドリアのモーターであるクエン酸回路に供給されたりします。

珪素は水素に比べて4倍の自由電子を持つので、抗酸化力も4倍になります。ミトコンドリアに対してはクエン酸回路を4倍回転させて、4倍の代謝エネルギー（ATP＝アデノシン3リン酸）を産生します。

珪素原子

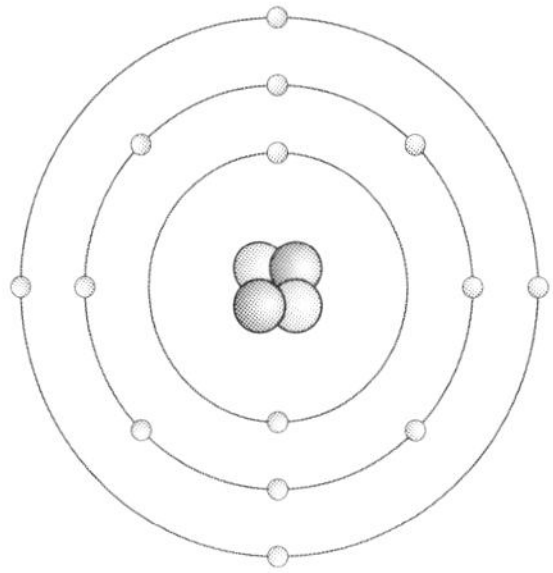

珪素が多く含まれる山奥や化学物質で汚染されていない土地の土には珪素が豊富に含まれています。そんなところで珪素をたっぷり吸い上げて育った山菜や根菜類、豆類、穀物などや、珪素が豊富な海藻や貝類などを食することで珪

日常の食事で珪素を多く摂れる食材

① 玄米、全粒穀類（大麦、小麦、ひえ、あわ……）
② 大豆などの豆類
③ 無農薬野菜（ごぼう、大根、人参……）
④ 山奥の山菜
⑤ 昆布、わかめなどの海草
⑥ 貝類（あさり、カキ……）

素を多く摂ることができます（上の表を参照）。

これらの食材には原始ソマチッドも多く含まれていますし、食物繊維も多く含まれています。食物繊維は善玉腸内細菌のえさにもなり、腸内環境を整えて腸管免疫力を強化することにもつながります。

宇宙エネルギーによって活性化する珪素の不思議なパワー

私は30数年前から宇宙エネルギーと水晶について研究し、その不思議なパワーに関心を持ち続けてきました。量子力学に基づいて宇宙エネルギー炉（発生装置）を作り、水晶や二酸化珪素に宇宙エネルギーを入れる実験も行ってきました。

そこでわかったことがあります。それは、無機物にしろ有機物にしろ、珪素の純度が高い組成のものには「意識」と「エネルギー」を入れる（インプットする）ことができ、増幅して出力（アウトプット）することもできるということです。しかも、より強い意識やエネルギーほどインプットされやすいのです。

残念ながら、現代科学ではまだその実相は解明されていませんが、人体内には常温融合によって新しい原子を作る原子転換能力があります。このことを知ることは珪素をより深く理解することにつながります。

宇宙全体でもっとも多い元素は水素原子（H）です。太陽（恒星）はその水素原子4つの原子核が融合して1つのヘリウム（He）の原子核になるという原子転換（核融合）を起こします。そのとき放出するエネルギーで太陽は自ら輝き、太陽光は地球をはじめとする惑星に注がれ、地球上の生命体はその恩恵を受けて生命活動をしています。

一方、地球の大気中にもっとも多く存在する元素は酸素原子（O）ですが、地殻にもっとも多く存在する元素は珪素原子（Si）です。その地球上で生存する私たちの身体を形成する元素でもっとも多いのは炭素原子（C）です。食事で摂る3大栄養素である炭水化物、タンパク質、脂質の主成分も炭素です。

ところが、30数年前から宇宙エネルギーと水晶に関する研究と実験のなかで私は、宇宙エネルギーにもっとも強く反応する元素は珪素であると確信するようになりました。宇宙エネルギーと強く反応する水晶の成分は99・99％が珪素だったからです。

宇宙エネルギーを水晶に照射すると、宇宙エネルギーが水晶に共鳴して中に入ること、さらにその宇宙エネルギーが増幅することがわかりました。宇宙エネルギーだけではありません。東洋で表現される「気のエネルギー」も水晶に共鳴して中に入ります。さらに人間の想念（想いや感情）のエネルギーでさえ水晶の中に入り、増幅することもわかりました。

水晶の中に入るのはこのようなエネルギーだけではありません。情報も入ります。半導体、コンピューターなどに水晶が使われるのは、その正確で精妙な振動数を活用できるからです。

このような水晶の働きを可能にしているのが珪素ですが、人体内で生体エネルギーのインプット・増幅・アウトプットを担う器官や、情報のインプット・処理・アウトプットを行う器官には、有機物の珪素が多く存在しています。たとえば、脳の中心部にある松果体はその成分の99・6%が珪素であることや、胸腺はその成分の90%が珪素であること、さらに全身の細胞の細胞壁や細胞膜には珪素が多く存在すること、そしてミトコンドリアの細胞壁にも大量の珪素が存在していることは先述したとおりです。

宇宙エネルギーを注入すると、その珪素内で生体エネルギーに変換・増幅され、それが人体のメイン成分である炭素へ流れ込み人体を活性化させていると考えられます。

私が提唱している「光・丹田呼吸」では、宇宙のエネルギーと宇宙の英智（知識と情報）を高い周波数で宇宙から松果体へ降ろします。それを松果体で調整して肉体に合った周波数（振動数）に下げ、胸腺から小腸へと降ろします。同時に、宇宙エネルギーが生体エネルギーとして延髄から脊髄の中枢神経、末梢神経へと神経系を通って全身へ細胞に流れるようにすることで、細胞内に存在するミトコンドリアの細胞壁の珪素に注がれます。

胸腺は、免疫をコントロールする重要な司令塔の働きをしています。骨髄と虫垂（盲腸）

で作られた免疫細胞の一部は胸腺に送られて、相手を見分ける訓練を受けることでヘルパーT細胞とキラーT細胞になり、さらにNK細胞になります。

それは、松果体を通して胸腺に注がれる宇宙の英智（知識、情報）によって免疫細胞が敵か味方かの判断能力を学んでいるといってもいいわけです。

私は、年中一日も休むこともなく毎日12時間から18時間、平均して15時間活動しています。1日1食で過ごし、スポーツクラブでは毎日1時間、丹田筋力トレーニング（兼お風呂で入浴）を行っていますが、それでも疲労が過度に蓄積されることがあります。そんなときは「光・丹田呼吸」で宇宙エネルギーを松果体に入れると、疲労が短時間で解消してしまいます。これを初めて体験したのは58歳のときですが、そのパワーのすごさに正直、天地がひっくり返るほど驚きました。

さすがの私でも、ゴールデンウィーク明けの朝、目覚めると1日中寝ていたいと思うほどの疲労感に襲われました。一カ月間、1日も休みなく、早朝から深夜まで肉体を使う仕事の連続だったからです。

そこで朝6時から7時まで「光・丹田呼吸」を1時間行いました。すると、宇宙の中心からエネルギーが大量に降り注いできて頭頂から入り、松果体、胸腺、丹田（小腸の中心）

へと降りて全身に満たされました。一方、地球の中心からは丹田、胸腺、松果体へとエネルギーが大量に入ってきました。その瞬間、私の身体は前後、左右、上下へともがくように激しく回転する感覚になりました。

実際には、「光・丹田呼吸」をしている間、私の肉体は静かにベッドに横たわっていたのでしょうが、肉体の鋳型であるエーテル体と、4次元ボディ（エネルギー体）であるアストラル体が宇宙エネルギーに満たされ、ライトボディ（光のボディ）が回転していたものと思われます。その宇宙エネルギーが肉体内の珪素に入って増幅され、炭素ベースの肉体細胞の疲労を取ってしまったということです。感覚としては、細胞の中の疲労物質が全部除去され、代謝エネルギーに満たされて細胞が蘇ったようでした。

巨大な宇宙には膨大な数の銀河が存在し、それぞれの銀河の中心には巨大なブラックホールがあります。寿命を終えた恒星や惑星はそのブラックホールで吸い込まれて、ホワイトホールから新生しています。

珪素原子の中の仕組み

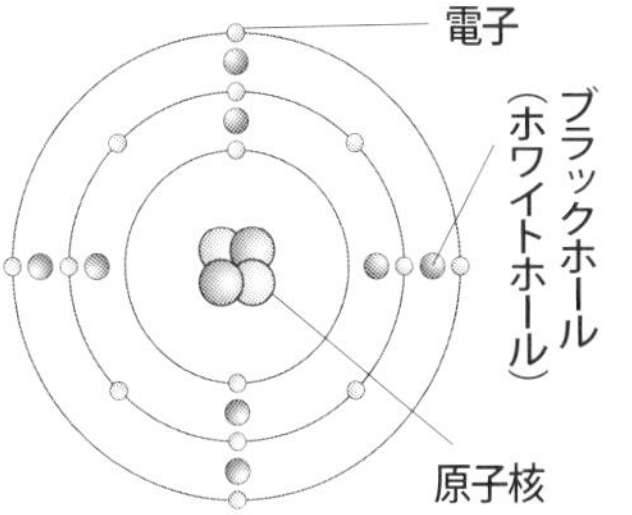

珪素原子内に８個のブラックホール（ホワイトホール）がある

そのような宇宙の中心から降り注いでくるエネルギーが肉体内の珪素に入って増幅するのは、もともと宇宙が誕生する際に珪素の力が介在しているためであり、珪素の中にもブラックホールとホワイトホールの仕組みが存在するからだと思われます。

このことは、３次元を超えた量子物理学の今後の重要なテーマになるでしょうが、３次元科学の観点から見ても、ある程度推測することはできます。

珪素原子の電子軌道については先に述べたとおりですが、ここに宇宙エネルギーが注ぎ込まれると、３つの軌道の間に８個のブラックホール（出口はホワイトホール）が作用するのではないかと思われます。

古代エジプトの遺跡に古代神聖幾何学模様が数多くあります。私は大学での専攻は数学でしたが、ばくぜんと幾何学の不思議な世界にひかれました。自然界には極小生命体から極大の銀河レベルまで、黄金律やフィナボッチ数列などによる幾何学模様が偏在しているのです。

私は10数年前に、古代神幾何学模様「フラワーオブライフ」の研究では世界的権威者であるドランヴァロ・メルキゼデクのセミナーに２日間参加したことがあります。私が体験している宇宙エネルギーが頭頂から入り松果体に、そして胸腺、丹田へと満たされていったときのライトボディ（魂に近い領域にある光の情報体）の大回転現象は「フラワーオブライフ」に合致していました。

3次元の肉体を超えたライトボディには、マカバスターという上向きの正三角形四面体と下向きの正三角形四面体のエネルギー体が重なって存在しています。そこに宇宙エネルギーが注ぎ込まれると上向き正四面体が右回転し、下向き正四面体は左回転します。このマカバスターの回転が加速すると、肉体が水晶のように透明になり、重力支配を越えて空中を飛行したり壁を通り抜けたりすることができます。その結果、3次元の肉体の領域を越えた4次元から5次元に近い領域のボディになるものと思われます。

マカバスター

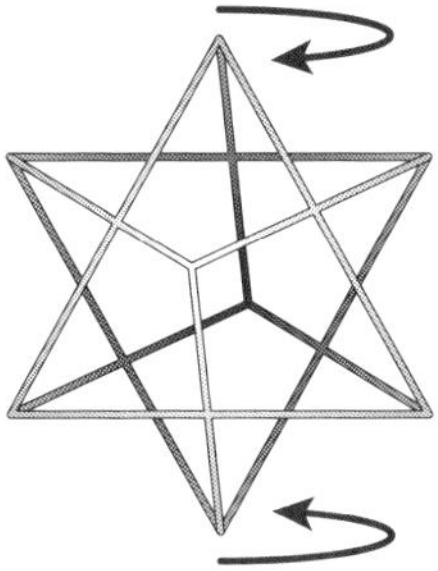

私には、このような体験が二度ありますが、一般に言われる4次元ボディのアストラル体による体外離脱（幽体離脱）とは異なります。

4次元ボディのアストラル体験は、睡眠中に誰もが行っている夢体験（アストラルレベル）です。ただ覚えていないだけです。もし覚えていたいなら、「夢日記訓練」と「光・丹田呼吸瞑想」を行えば、その能力が身につきます。アストラルトラベルの能力を身につけることは、それほど難しくないからです。続けていると、アストラルトラベルを意識的に体験したり、過去や未来、さらに別の場所に行ったりすることができるようになります。

ところが、マカバスターによるライトボディを使うと夢体験ではなく、3次元ボディごと時空間を超越することができます。それだけではありません。3次元の物理的ボディの疲労が解消し、身体が軽く感じパワフルで元気になります。また、このマカバスターのライトボディが宇宙エネルギーによって高速回転すると、8箇所の頂点で電子が発生します。その8個の電子が、3次元の肉体（ボディ）を形成する主要元素である炭素の電子6個に加わると、合計14個の電子をもった元素、つまり珪素（シリコン Si）に変換します。炭素から珪素への原子転換が起こるのです。

その結果、珪素が主成分の松果体や胸腺だけでなく、肉体全体が珪素中心になり、珪素人間になります。するとボディが半透明か透明になり、3次元の物理的存在としての人間から、物質を超えた高次元周波数の5次元人間に変わります。つまり、周波数を上げたり下げたりすることで3次元と5次元を自由に行き来できる人間に進化できるのです。

ただし、これは誰にでもできるわけではありません。宇宙意識と宇宙エネルギーの体現者になってはじめて可能になります。

近未来に訪れる高次元科学の領域に踏み込んでしまいましたが、珪素生命体である原始ソマチッドはその領域に近づく道案内をしてくれます。

原始ソマチッドの働きはポジティブな感情で高まる

原始ソマチッドは、高次元世界と3次元ボディをつなぐことができ、原子転換を行うこともできます。

しかも、宇宙意識を持つすぐれた意識体であり、意志と感情まで持っています。ネガティブな感情を拒否し、ポジティブな感情や無条件な愛には共鳴してエネルギッシュに働きます。私は、原始ソマチッドとのテレパシーによる対話でそのことをハッキリと知りました。

こんなことがありました。樹齢数百年から千年の木曾檜から抽出した木曾檜水を位相差顕微鏡でテレビ画面に映し出しました。その画面上には数万個の原始ソマチッドがランダムに散らばり、激しく躍動していました。

そのとき、ミミテック音読学習器を使い、宇宙的なパワーを秘めている般若心経を丹田

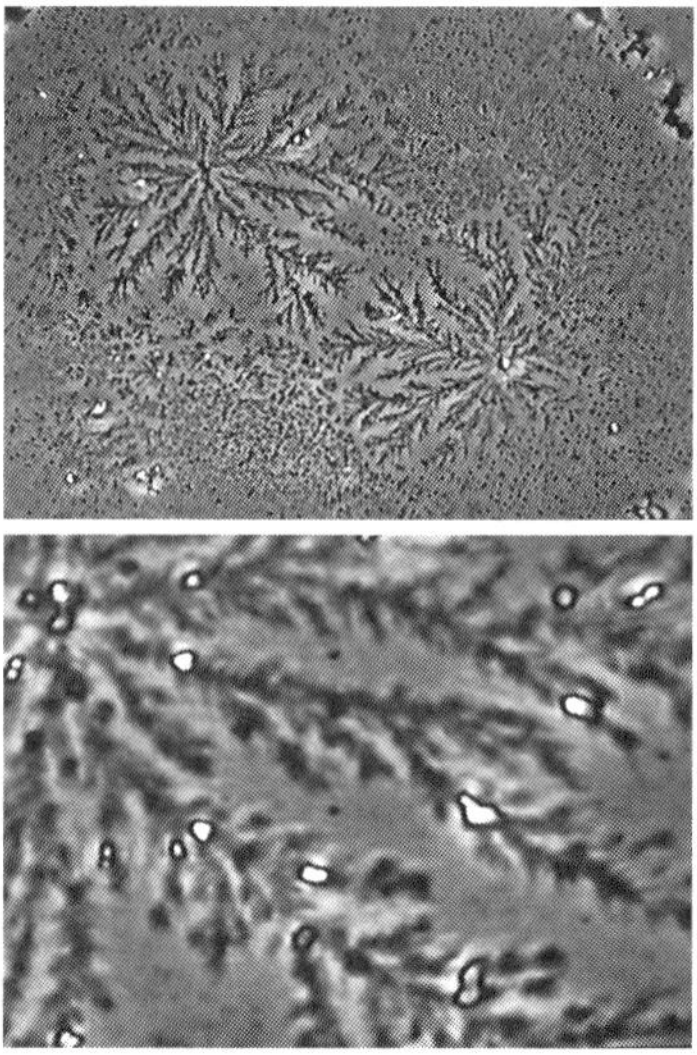

檜の葉模様の写真　1000倍と4000倍

発声で音読してみました。すると、言魂エネルギーがますますパワーアップし、テレビ画面に映る木曾檜水内に存在する原始ソマチッドが律然と動き出し、大きなサークル（円）を描くように集合しました。そして、そのサークル内に檜の葉模様を形作って見せてくれました。つまり、原始ソマチッドは、「自分たちこそ、檜の遺伝子情報を持っているんだ！」と伝えていたのです。

それは、宇宙の英智による自然界の遺伝子情報を媒体している本体は、細胞核にあるDNAではなく原始ソマチッドであるというメッセージだったのです。

松井一口メモ

お風呂の湯に木曾檜水を1000倍希釈で入れ、入浴すると、体内に溜まっていた毒素が皮膚から排出（デトックス）され、肌がスベスベしてきれいになります。抗ガン剤治療をしていた人が入浴すると体内に蓄積されていた抗ガン剤が排出され、朝には風呂水がヌルヌルになっています。さまざまな医薬品を長く服用していた人にも同じようなことが起こっています。それは、医薬品の多くが石油分析化学で作られたものだからです。

このような現象がなぜ起こるかといいますと、木曾檜水に大量に存在する原始ソマチッドが入浴中に身体の皮膚細胞から直接浸透し、ミトコンドリアに大量の電子を供給することで体内に蓄積した医薬品や化学物質、老廃物などの有害物を皮膚から排出してしまうからです。

この木曾檜水風呂はアトピー性皮膚炎で苦しむ子どもたちにも素晴らしい働きを示しています。小児科や皮膚科はステロイド軟こうで治療しますが、それは一時的に炎症を抑えるだけで、使い続けると治るどころか、ますますひどくなっていきます。

ところが、木曾檜水風呂に毎日入浴すると1カ月前後で子どもたちのアトピーはきれいになります。皮膚から浸透した原始ソマチッドが皮膚細胞内のミトコンドリアを活性化させ、細胞内に蓄積されていた合成界面活性剤などの化学物質毒を解毒排出してしまうからです。しかも、木曾檜水の殺菌作用で皮膚表面を殺菌します。

アトピーにかかわらず、大人も普段から木曾檜水風呂に入浴していれば、脳のリラックス効果により一日のストレスが解消し、自律神経が安定します。これは私の専門の脳科学の観点からも立証されています。

さらに、原始ソマチッドによって皮膚細胞代謝が促進し、皮膚細胞の活性が進むことで、きれいなスベスベ肌になります。

ソマチッドが発見されるまでの数奇な歴史

私は20数年前から、松を含めた針葉樹の森の香り精油が持つ作用について研究してきました。森の香り精油の特徴は「フィトンチッドパワー」と「アロマテラピーパワー」そして「原始ソマチッドパワー」という3大パワーにあります。くわしくは後ほど述べますが、とくに森の香り精油に含まれる「原始ソマチッド（極小珪素宇宙意識生命体）」が決定的な働きをしているという結論に達しました。しかも、深山に自生する樹齢が数百年から千年と長い天然の針葉樹に含まれる原始ソマチッドほどスパイクタンパクを分解し、ミトコンドリアの代謝活動を活性化する作用が強いこともわかりました。

いわゆる「ソマチッド」を最初に発見した人物は、フランスの生物学者ガストン・ネサンです。第二次世界大戦中のことですが、彼が医者から見放された1000人の末期ガン患者に「714X」というガン抑制免疫剤をリンパ管に注射すると、75％の患者が完治し、25％の患者が改善するという結果が出ました。ところが、この奇跡ともいえる効果が出たことは巨大製薬会社にとって不都合なことでした。医師資格を持たないのに注射をしたことで医師法違反とみなされ、国外追放になりました。

その後は、元フランス領だったカナダに移住し、同じようにガン患者を「714X」で治しました。そのことで再び逮捕され終身刑になりそうになりましたが、救われた人々が立ち上がり、無罪を勝ち取りました。

714Xは、アジアの楠から抽出した精油成分と18種類のミネラル塩が入ったものでした。その精油成分には楠に含まれるソマチッドが豊富に含まれています。

私が8年間にわたって1400人以上の会員から得た血液データでは、ソマチッドが大量に存在する血液はサラサラできれいです。血液中にソマチッドが多いと、もし血栓や変性タンパク、異物タンパク（病原菌や悪性ウイルスなどの抗原など）があってもソマチッドが数十分で分解してしまうことがわかりました。

花崗岩に大量に含まれる原始ソマチッド

樹木に含まれるソマチッドは、深山に生育する樹齢の長い樹木に含まれる古い時代のものほどパワーがあります。私は、それを特別に「原始ソマチッド」と呼んでいますが、樹齢数百年から千年の樹木が生育する深山の天然林に生育する樹木には、とくに大量に含まれています。

では、原始ソマチッドはどこから来たのでしょうか。マグマが冷え固まった花崗岩（とくに珪素の多い石英斑岩）には、数億年間休眠していた原始ソマチッドがもっとも多く含まれています。欧米の岩盤には堆積岩が占める割合が高いのですが、火山国日本の岩盤には花崗岩の割合が高いため、その中には原始ソマチッドが大量に存在しています。

日本の深山に数百年、もしくは千年以上にわたって自生する檜や杉、松、楠などは、樹齢が長い分、花崗岩から地中に飛び出した原始ソマチッドを含む地下水をたくさん吸い上げながら生き続けています。ですから、その樹液にも原始ソマチッドがいっぱい含まれています。

そうした樹木から抽出した森の香り精油にもたっぷりと原始ソマチッドが含まれています。それを体内に吸い取ることで、ミトコンドリアの代謝活動は飛躍的に活発になり、遺伝子ワクチンで体内につくられたスパイクタンパクの分解や、体内に蓄積された有害な化学物質の排出が促進されると考えられます。森の香り精油に関して全国から集まってくる情報は、そのことを如実に示しています。

ここで、檜科樹木の森の香り精油について、すでにわかっていることを整理しておくことにします。

(i)檜科樹木の「森の香り精油」が注目される理由

檜科に属する樹木は檜、青森ヒバ(翌檜《あすなろ》)、サワラ、ネズコの4種類で、そのどれもが日本列島のみに自生する固有種です。その他にも日本列島にのみ自生する日本固有種として日本杉、樅《もみ》、白檜曾《しらびそ》などがあります。

稲作が本格的にはじまった弥生時代になると、水田を作り、水を引くために低地や平地に住むようになりますが、それまで一万年以上続いた世界でもっとも古い文明である縄文時代には、低地に住まず檜の大木に囲まれた森に住居を構えていました。

檜は、水が少ない乾燥した場所に育ち、谷や沢より少し高い山腹や尾根、丘陵に自生していますが、住居はそんな檜や日本杉で作られました。稲作が本格化することで住居が平地に移った弥生時代以後も、神社やお寺は山腹や尾根など、檜の大木の多い場所に建てられました。

谷間の水の多い場所は、「穢《けが》れ地」といって生命エネルギー（気）が弱く、大雨で土砂災害や洪水が起こりやすいのです。一方、山の尾根や中腹は分厚い花崗岩の上に檜の大木が生えている場所で、「癒し地」といって生命エネルギー（気）が強くなっています。

そもそも、檜という漢字は「日（太陽）が会う木」と書き、太陽の光エネルギーが凝縮した木を意味しています。

武家時代になっても、城は花崗岩で土台を組み、檜で柱を立て、檜と杉で建てられました。もっとも生命エネルギーが強いところが殿様の住まいだったのです。城にある風呂も檜風呂でした。大自然の恵みを活かした、なんとぜいたくな住まいだったことでしょうか。

杉は「彡」つまり「水」の木で、事実、谷間に近いところに自生し、水分を多く吸い上げて勢いよくグングン真っ直ぐ伸びます。一方、檜は「火の木」から来ているという説もありますが、「火」には「浄化」の作用もあります。

このような檜に含まれている樹液が現在、「森の香り精油」として注目されています。有害な菌（病原菌、腐敗菌、カビ菌）や病原性ウイルスを殺す作用、有害な虫（蚊、ダニ、白アリなど）に対する防虫作用が注目されているのです。

しかも、その香りは脳を癒し、精神的なストレスを解消する働きをします。檜の水風呂に入ると、人体の皮膚脂肪細胞下に蓄積された医薬品や合成食品添加物、日常生活用品に含まれる合成界面活性剤、農薬などに含まれる化学物質（石油から化学合成された有害物）が皮膚から体外へ排出（デトックス）されますが、これも森の香り精油の働きです。

(ii)檜科樹木の「森の香り精油」でウイルス対策

拙著『樹齢千年の生命力「森の香り精油」の奇跡』でも紹介しましたが、檜科樹木の森の香り精油には抗ウイルス効果が確認されています。

今のところ、インフルエンザウイルスやコロナウイルスを直接殺す医薬品は存在していません。一般的な風邪ウイルス（ライノウイルスやアデノウイルス）についても同様です。ですから、風邪ウイルスを殺す薬ができるだけでもノーベル賞ものだと昔からいわれています。医薬品の研究や開発が高度に進歩したはずなのに、なぜ、人体に侵入したウイルスを殺す医薬品が開発されないのでしょうか。

細胞や病原菌は、抗生剤（抗生物質）などの医薬品で殺せます。有名なのはストレプトマイシンなどの抗生物質で、これらによってコレラや結核などの原因になる病原菌を殺すことができました。その代わり、4日間以上連続して服用すると、腸内細菌も殺され、腸管免疫力が低下するという弊害があります。しかも、ウイルスを殺すことはできません。

それは、ウイルスが病原菌や細菌よりもはるかに小さく、人体細胞に侵入して増殖するからです。そのため、細胞内に存在しているウイルスを殺そうとすると、細胞そのものまで殺してしまうことになります。新型インフルエンザに感染した鶏や豚の場合は、焼却することで細胞ごとウイルスを殺してしまいますが、ウイルスに感染したからといって人間を焼却処分することは、もちろん許されません。

今、いろんなワクチンの開発が行われていますが、残念ながらどのワクチンもウイルスそのものを殺すことはできません。あくまで特定のウイルスの働きを弱める手助けをするだけなのです。しかも、そのウイルスが変異すると、その効果すら期待できるとはかぎらず、結局はまた新たにワクチンを開発しなければなりません。

今後、どのようなワクチンが開発されるかはわかりませんが、少なくとも現時点ではウイルスを殺すことのできるワクチンや医薬品は開発されていません。そんななかで、抗ウイルス効果が注目されているのが檜科樹木の森の香り精油です。その秘密は、この精油の3大パワーであるフィトンチッドパワーとアロマテラピーパワーと原始ソマチッドパワーにあります。

フィトンチッドとは樹木が発散する揮発物質で、有害な微生物の活動を抑制する作用がありますが、これには病原菌やウイルスを除去する作用もあります。とくに檜科樹木の森の香り精油にはインフルエンザウイルスやコロナウイルス、ノロウイルスを殺す作用があることがすでに実験データでも示されています。また、強毒性のインフルエンザウイルスA型や今回の新型コロナウイルスを瞬時に殺してしまう実験データも出てきています。

その結果、檜科樹木の森の香り精油が広がっている空間で呼吸とともに吸い込んでいれば、ウイルスや病原菌、腐敗菌、カビ菌などを除去できることもわかってきています。たとえ新型コロナウイルスやインフルエンザウイルスがどれほど変異しようと、檜科樹木の森の香り精油は変わらず効果を発揮する大自然のパワーを秘めています。

さらにくわしくは、拙著『誰でもできる感染症対策！　樹齢千年「桧・ひば精油」で免疫力超アップ』をご参照ください。

(iii)「森の香り精油」を噴霧する方法を開発

フィトンチッドパワーとアロマテラピーパワーと原始ソマチッドパワーを持つ檜科樹木の森の香り精油の存在を知ったときから、私はその働きを日常生活の中で活用する方法について研究をはじめました。その成果が結実したのが室内空間噴霧器（ＭＯＲＩ ＡＩＲ）で森の香り精油を室内に噴霧する方法です。それによって、病原菌、腐敗菌、カビ菌、病原性ウイルスを殺せることは、公的機関の実験データでもすでに確認されています。

ＭＯＲＩ ＡＩＲの専用液は、伊勢神宮建て替えに使う御神木（樹齢数百年から千年）が生育する御嶽山の木曾檜をメインに、青森ヒバ、紀州檜、秋田杉、熊本の楠、コウヤマキ、トドマツなど35種類の針葉樹（楠のみ緑葉樹）から抽出した森の香り精油です。実際には全国の国有林の間伐材や枝打ち材が使用されていますが、森の香り精油はごくわずかしか抽出できません。たとえば1トンの青森ヒバからは、わずか20㎖のヒノキチオールしか抽出できません。

この精油（植物性除菌消臭液ＰＣＫ）が新型コロナウイルスを瞬時に99・6％以上、数秒後には100％殺して（不活化して）しまうという実験データも出ています（次頁を参照）。

ＭＯＲＩ ＡＩＲによって、これを室内空間に噴霧し拡散していると、蚊や畳の中のツメ

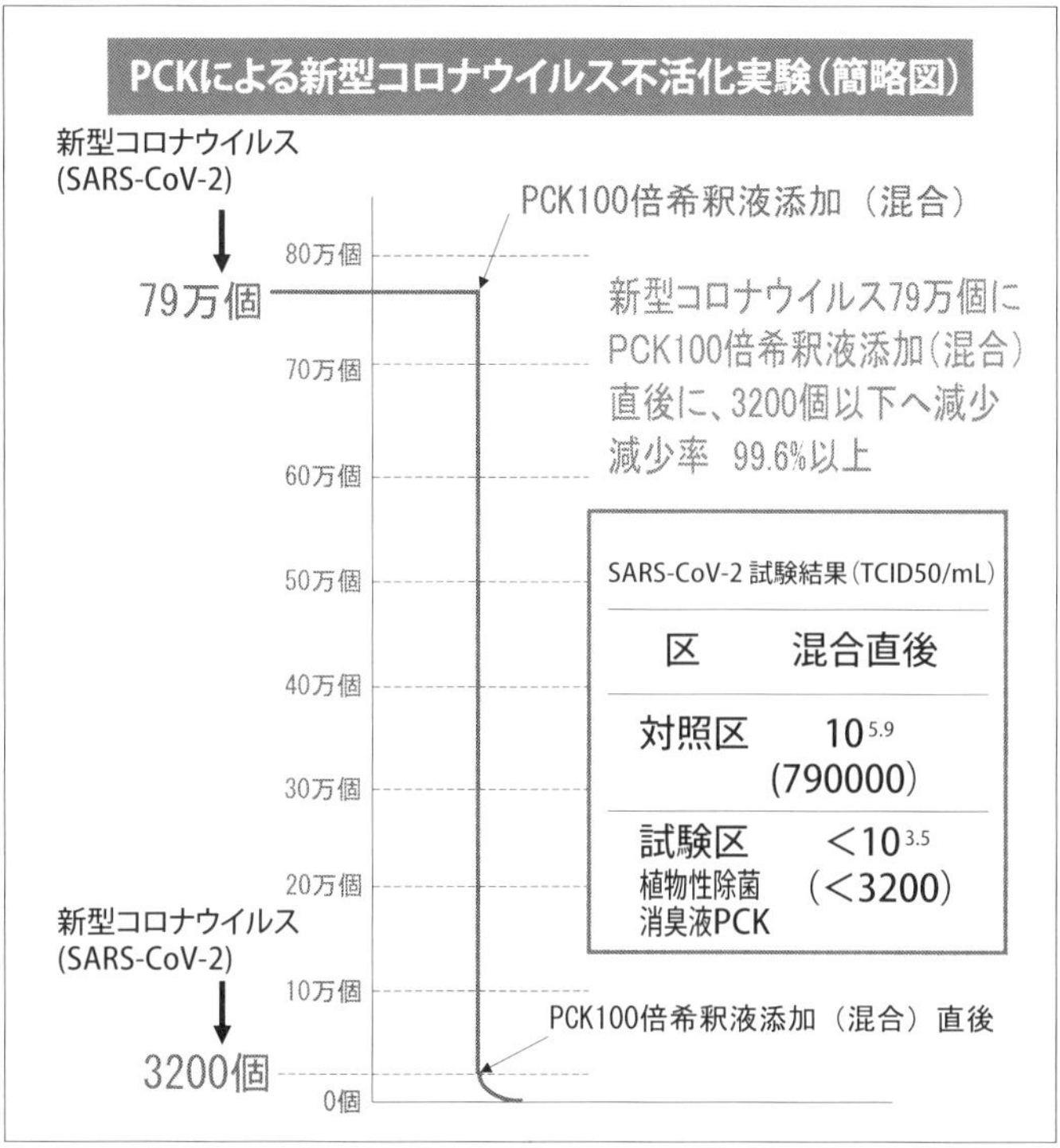

製造元㈱フイルドサイエンスが依頼し、㈱食環境衛生研究所で令和３年10月28日〜11月29日に試験をし、新型コロナウイルスにこのPCKを接触させた瞬間に99.6%以上の新型コロナウイルスが不活化した効果が確認されました。

試験報告書（試験番号　217352N-1）㈱食環境衛生研究所

ダニは嫌がって逃げ出します。しかも、化学物質で作られた殺菌剤は有害菌のみならず有益菌までも全部殺しますが、この精油は、悪い菌のみを殺し、人体に必要な有益な常在菌や発酵菌（善玉菌）を保護します。

ＭＯＲＩ ＡＩＲの開発には15年の歳月がかかり、平成27年の春に完成しました。当初は、この森の香り精油の認知度が低く、それを噴霧するＭＯＲＩ ＡＩＲについても理解を得ることは難しかったのですが、しだいに全国で理解者が増えてきました。

じつは、今から20年以上前に、この森の香り精油を水で数十倍に希釈して自然揮発拡散させる方法を確立し、そのための装置を６０００万円かけて開発したことがあります。室内の除菌・消臭で画期的な効果はあったものの、森の香り精油の成分が数日間で消えてしまうなど、いくつかの課題点をクリアーできず、そのときは開発を中断してしまいました。すべての課題がクリアできたのは、それから15年後のことです。

今度は水で薄めず森の香り精油の原液を特殊な特許装置で密封したまま１００万分の１ミリ（ナノレベル）前後の超極小微粒子にし、噴霧できるようにしました。その画期的な噴霧器がＭＯＲＩ ＡＩＲです。

森の香り精油をナノレベルという超極小微粒子にすることで、室内空間の隅々まで拡散させることができ、しばらくは落下せず空間を漂わせることもできます。たとえば寝室やリビング、職場、病院などに設置しておくと、その空間は森の香り精油のナノレベルの微粒子で満たされます。その結果、微粒子はカーテン、エアコン、カーペット、壁はもちろんのこと、人体皮膚にも浸透しますし、鼻や口から入って気管を通り肺まで届きます。さらに肺から血液中に入って全身の細胞まで運ばれます。

全国からは、花粉症やぜんそくの症状がその日から軽減された、寝室で使っていると家族が誰一人、風邪やインフルエンザにかからなかったというお礼の声が毎年数多く届きました。今回の新型コロナウイルス対策に活用する人も一気に増えました。新型コロナウイルスのクラスターが発生した病院で使用されている例もあります。事務所や塾、保育園、クリニック、歯科医院に設置しているところも増えています。

森の香り精油は自律神経を安定させるので、夜は熟睡できるようになり、昼間は脳が活性化して集中力が高まるため、仕事や勉強がはかどります。また、塾や学校、保育園などに置いて、子どもたちの風邪やインフルエンザ対策、新型コロナ感染防止に活用しているところも増えています。子どもたちの脳が活性化して学習効果が上がったという報告もあります。

さらに、お年寄りの認知症予防を期待して設置しているところもあります。グループホームに入所していた94歳の私の父は認知症が驚くほど軽減しましたが、担当医師や職員は「奇跡だ！」と驚いていました。

他にも、画期的な変化があったという情報が全国から寄せられています。なかでも多いのは「肺ガンが消えた」「間質性肺炎が治まった」「入院していた親（高齢者）の肺炎が早く改善した」……といったものです。

じつは、私は檜やヒバや杉が放つ香りの不思議なパワーを中学時代から体験していました。田舎育ちの私は、中学時代は休日になると山菜採り、渓流釣り、めじろ捕り、かぶと虫やクワガタムシ捕り、松茸採りなどをしました。当然、森林に入ることが多かったわけですが、檜や杉などの針葉樹林には不思議なパワーがあると感じていました。あとになって、その体験を整理してみると、いろんなことが見えてきたのです。

①かえる、ねずみ、いたち、へびなどの動物の死骸がいっさい腐らず、すべて干からびてミイラ化している

②蚊も虫もまったくいない

③虫をエサとする小鳥がいないため、シーンと静まり返っている

④悪臭がまったくなく、さわやかな良い香りに満たされている
⑤きのこ菌はあるのに、カビ菌はまったくない
⑥森の中にいると頭がスッキリしてきてリラックスでき、夜はぐっすり眠れる
⑦森の中にいると頭脳が冴え、記憶力が良くなり、インスピレーションが湧く
⑧風邪気味でも檜や杉の森の中で過ごしていると治まってしまう
⑨疲労気味でも森林の中に入ると、心身が爽やかになりスッキリする

また、檜や杉などの針葉樹の森林を観察していくうちに、さらに、こんなこともわかってきました。

①腐敗菌や病原菌が存在しないから、腐らないし感染症にもかからない
②蚊も虫も害虫も嫌がって近寄らない
③風邪ウイルスや有害なウイルスが死んでしまう
④檜の香りが脳を癒し、活性化させ、自律神経を安定させる

こうしたことが起こる理由は、すでに述べたように、檜やヒバ、杉、松などの針葉樹や楠が放つ揮発性芳香物質（森の香り精油）にあります。とくに、この精油が持つ3大パワー、「フィトンチッドパワー」と「アロマテラピーパワー」と「原子ソマチッドパワー」に

その秘密があります。

まずフィトンチッド（phytoncide）は、高等植物（phyto）という言葉と、殺す（cide）という言葉が組み合わさったものです。針葉樹木が自らの身を守るために、腐敗菌や病原菌、カビ菌などや悪性のウイルスを殺し、害虫を寄せ付けないために香り成分である揮発性芳香物質（森の香り精油）を発散させます。この森の香り精油のパワーがフィトンチッドパワーです。

とはいっても、有益な発酵菌を殺すことはなく、保護します。このことは、味噌やしょう油を発酵させるときに使われる樽が昔から杉や檜であることを見てもわかります。こうした樹木には森の香り精油が豊富に含まれているからです。

フィトンチッドの３大作用を次頁の表にまとめておきますので参考にしてください。

次はアロマテラピーパワーです。一般に、アロマテラピーに用いる精油には、人間の脳を癒し、活性化させ、自律神経を安定させる作用があることはすでによく知られています。アロマテラピーはヨーロッパ由来で、ラベンダーやローズ、ミント、バジルなどのハーブに含まれる精油が主に使用されます。一方、檜科樹木の森の香り精油は日本固有のもので、そのアロマテラピーパワーは日本由来のものです。しかも、フィトンチッドパワーと原始

[フィトンチッドの3大作用]

(i)菌・ウイルス・虫除去作用

①殺菌作用

食中毒を起こすO-157(病原性大腸菌)、院内感染をもたらす黄色ブドウ球菌(MRSA)、レジオネラ菌などの病原菌や有害菌を殺す。

②防腐作用

生ものを腐らせる腐敗菌を殺す。

③防カビ作用

有害なカビ菌や真菌や白癬菌を殺す。

④抗菌作用

木材腐朽菌などの有害な細菌(バクテリア)を寄せつかせない。

⑤抗ウイルス作用

風邪ウイルス、インフルエンザウイルス、コロナウイルス、ノロウイルスなどの変異ウイルスにも抗ウイルス作用をもつ。インフルエンザウイルスA型にも実証データあり。

⑥防虫作用（忌避作用）

蚊、害虫、ダニ、シロアリを寄せつかせない。

(ii)有益菌保護作用

発酵菌(乳酸菌、麴菌、酢酸菌、ビフィズス菌など)や人体常在菌(腸内細菌、皮膚常在菌、口内常在菌など)といった有益菌を保護する。

(iii)消臭作用(悪臭源除去作用)

腐敗によって発生するアンモニア、硫化水素、トリメチルアミン、メルカプタンやその他さまざまな悪臭粒子を中和分解してしまう。しかも、悪臭の発生源となる腐敗菌を殺してしまうことによる根本消臭作用もある。逆に発酵菌を活性化する。

その結果、タバコ臭、ペット臭、料理臭、生ゴミ臭、エアコンのカビ臭などの、各種カビ臭、尿の臭い、医薬品臭、線香臭、加齢臭、汗臭などの悪臭を消し、良い香り(芳香)を漂わす。

ソマチッドパワーとの相乗作用も期待できます。
とくに森の香り精油の持つアロマテラピーパワーの特徴は、嗅細胞から嗅神経を通じて副交感神経の働きを促進することです。その結果、鎮静作用、ストレス解消作用、リラックス作用、精神安定作用、血圧低下作用、快眠作用、脳の活性化と集中力向上、認知症予防などが期待できます。
ＭＯＲＩ ＡＩＲで森の香り精油が空気中に拡散すると、吸い込まれた森の香り精油は鼻腔の天井部に４０００万個ある嗅細胞でキャッチされ、その情報は大脳辺縁系（哺乳類の脳）の快・不快を感じとる「偏桃体」や記憶を司る「海馬」へ伝わります。さらに、奥にある間脳の自律神経をコントロールする「視床下部」に伝わります。それから、内分泌ホルモンをコントロールする「脳下垂体」に伝わることで、自律神経系、内分泌ホルモン系のバランスが整えられ、ストレス解消と心身のリラックスにつながります。また、森の香り精油が鼻から気管支を通り、肺の中の毛細血管に入って全身の細胞に届くと、免疫力が向上します。
とくにＭＯＲＩ ＡＩＲに使用される森の香り精油（専用液）は、先に述べた35種類の樹木から抽出されていますが、その森の香り精油のフィトンチッドパワーとアロマテラピーパワーと原始ソマチッドパワーは、民有林の樹木（樹齢数十年の植樹された樹木が多い）に含まれる精油と比べると、はるかに強力です。

ⅳ原始ソマチッドパワーの秘密

森の香り精油の3大パワーの中心になっているのが原始ソマチッドパワーです。その最大効果は、ミトコンドリアの代謝活動を活性化し、免疫力と生命力を大きく向上させることです。その秘密が原始ソマチッドにあることはすでに述べたとおりですが、私は次のような仮説を立てています。

生命が惑星に誕生する前に、遺伝子情報を介在するSLD（生命デザイン記号体、通称ソマチッド）が宇宙から隕石とともに到着したと考えられます。SLDはSign of Life Designの略で、私（著者）が命名しました。それは、ナノレベル（100万分の1ミリ前後）の極小珪素宇宙意識生命体です。この生命体内にはDNAが存在していないため、現代科学が考える生命体ではありません。しかも、これまでの科学の認識では生命体は炭素が主成分となっていますが、SLDは珪素から出来ている生命体です。数千度の高温下でも強力な放射線下でも死なず、生存し続けることができます。

それだけではありません。3次元の物質的領域と4次元の非物質的領域の間を行き来することができます。

この不思議な生命体は、通称「ソマチッド」と呼ばれ、地球上では珪素鉱石の中に存在し続け、水に触れると水中へ飛び出して活動を開始します。その後、SLDが持つ生命体をデザインする宇宙情報によって水素、酸素、窒素、炭素などからアミノ酸などをつくります。さらにそのアミノ酸でDNAをつくり、単細胞生物であるアメーバやバクテリアが誕生しました。

その後の進化で、植物（下等植物から樹木へ）、動物（微生物から魚類、両生類、爬虫類、哺乳類、霊長類へ）が誕生し、最終的には人間が誕生しますが、私たち人間も含めて、すべての生命体の中にはSLDが存在し続けています。

体内において、そのSLDの情報に従って細胞の死と再生がくり返されることで生命体は生き続けることができます。また、生命体内の細胞に変異が起こると、SLDの働きで本来の細胞に回復することもできます。

そもそもSLDが持っている宇宙情報は宇宙の意識に基づく働きをするため、もし私たち人間がその宇宙の意識に反するような生き方をすると、SLDは自らの働きを止めたり、人体の中から逃げ出したりします。反対に宇宙の意識に即した生き方をしていると、より活発に働くようになります。

(v)森の香り精油によるウイルス対策の仕組み

ウイルスは、病原菌や細菌と違い、単体では自らエネルギーをつくって分裂し繁殖（増殖）することはできません。ですから、ウイルスを防ぐには、まず人体に侵入する前に空間で殺してしまうことが効果的なのです。いわゆる体外免疫環境をつくるわけです。私は、そのために檜科樹木の森の香り精油を活用する方法を考案しました。そのために活躍するのがＭＯＲＩ ＡＩＲです。

まず、森の香り精油のフィトンチッドパワーで、空気中に浮遊しているウイルスや室内に付着しているウイルスを殺してしまいます。

一般には、次亜塩素酸等を室内空間へ噴霧してウイルスを殺す方式がありますが、これは化学物質のため、吸引すれば人体にとって毒性があります。しかし、森の香り精油は人体に無害です。

森の香り精油がウイルスを分解消滅させる仕組みは、免疫細胞がウイルスを殺し分解す

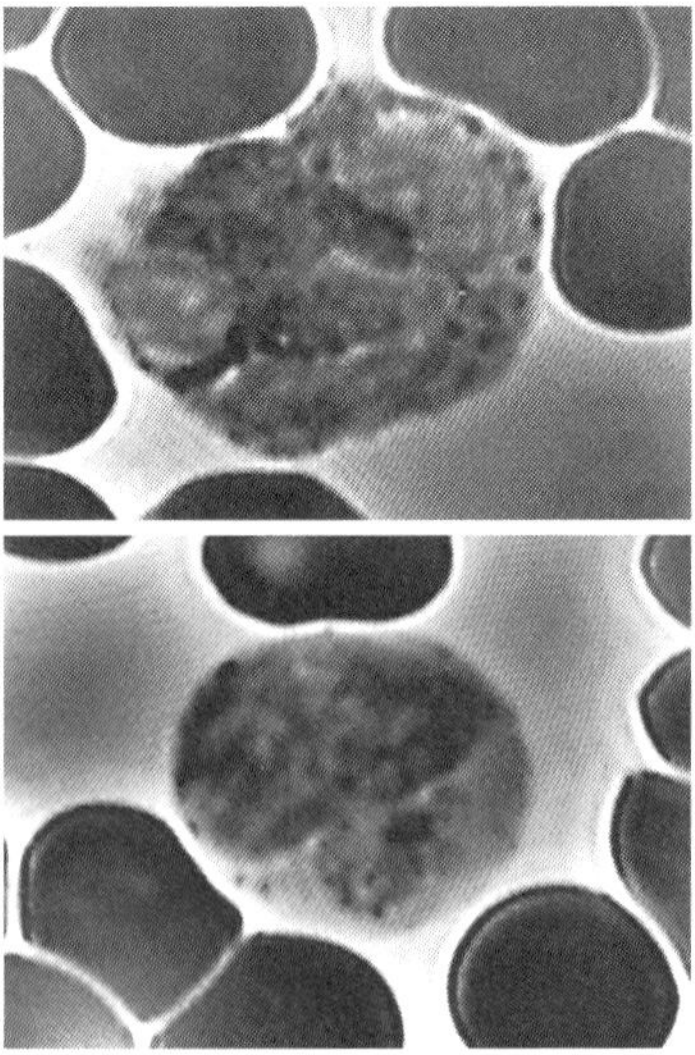

マクロファージ、好中球（写真の中央）などの貪食細胞

る仕組みを見るとよくわかります。ウイルスはまず、鼻や喉、気管などの粘膜細胞へ侵入します。その粘膜組織に存在したり、侵入したりするウイルスを貪食（捕食）し、殺し、分解してしまうのが好中球という免疫細胞です。そこで除去されなかったウイルスは、血液中などで好中球より何倍も貪食能力が高いマクロファージによって貪食され分解されます。

そこも通過したウイルスは、今度は小さいリンパ球であるキラーT細胞の攻撃を受けます。さらにガン細胞を攻撃し死滅させることで有名なNK細胞（ナチュラルキラー細胞）に貪食され分解されます。

これら3種類の免疫細胞がウイルスを殺すときに主要な働きをするのが、免疫細胞内に大量に存在する顆粒（アズール顆粒）です。この顆粒は原始ソマチッドか、あるいは原始ソマチッドに類するものであると思われます。私がそのことを確信するようになったのは、位相差顕微鏡に映る血液中の顆粒と原始ソマチッドの動きや働きがそっくりであることを知ったからです。

残念ながら現代科学では、まだこのことは解明できていません。現代の物質科学では、珪素で構成されている珪素生命体の領域まで解明できていないからです。

MORI AIRからはナノレベル（100万分の1ミリ前後）の超極小微粒子状の森の香り精油が空気中に噴霧されます。その森の香り精油に豊富に含まれている原始ソマチッドが口や鼻から体内に入り、気管を通じて肺、血管（血液中）、全身細胞へと広がっていきます。ナノレベル大の大きさであるため、気管の粘膜や肌からもダイレクトに浸透していきます。

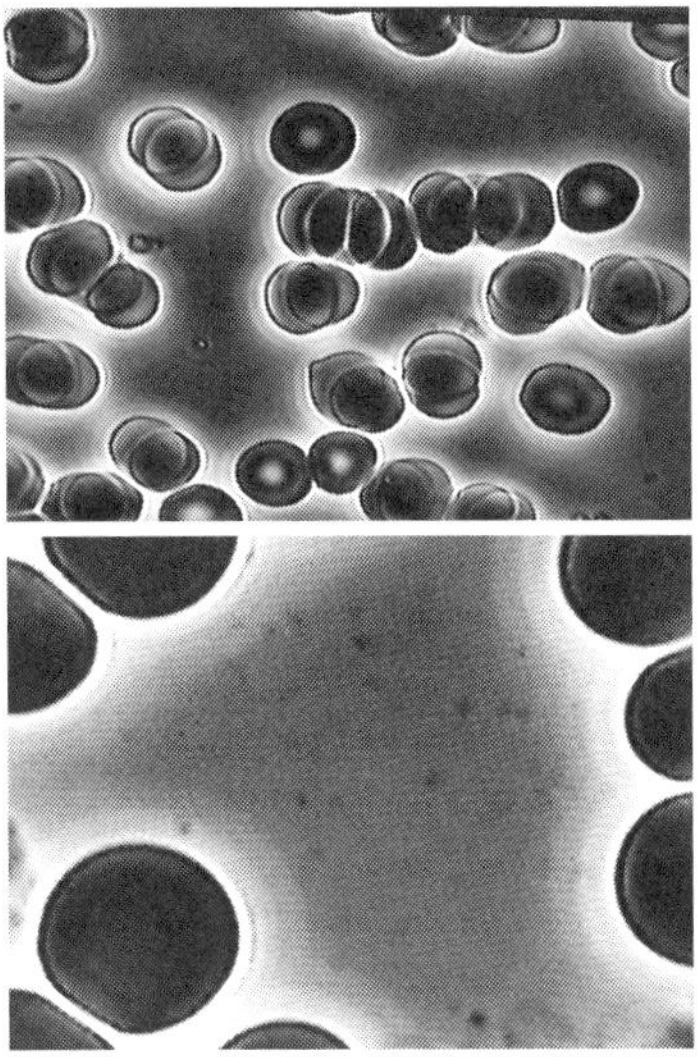

上：吸引前の血液（4000倍）と下：吸引後の血液（12000倍）、小さい粒々が原始ソマチッド

MORI AIRの噴霧口の真上に顔を近づけて5分間、森の香り精油を吸引すると、原始ソマチッド（SLD）が血液中に普段の数十倍、数百倍取り込まれていることがわかり

ます。その原始ソマチッドが顆粒のような働きをしてウイルスを分解していると考えられます。

それだけではありません。血液中には、赤血球になりそこなった変性不良タンパク質や、炭水化物の摂りすぎで糖化した変性不良タンパク質、心身のストレスや体内に侵入した化学物質によって発生した活性酸素により酸化した変性不良タンパク質、ワクチンに含まれるアルミニウムなどの重金属に付着した変性不良タンパク質など、さまざまな変性不良タンパク質が存在することがあります。このような変性不良タンパク質が多いほど、さまざまな病気や障害につながります。

原始ソマチッドは、そうした変性不良タンパク質を分解する働きもしていますが、その働きが弱くなると、変性不良タンパク質が体内に増えていき、ガンや糖尿病、心臓・脳の血管性疾患、腎臓病、アルツハイマー（認知症）、パーキンソン病などの生活習慣病を招きやすくなります。逆にいえば、体内にソマチッドが多く存在し活発に働いていると、生活習慣病を防ぎ、若さと健康長寿をもたらします。

変性不良タンパク質について、もう少し触れておきます。病原菌もウイルスも主成分はタンパク質です。それは、人体にとって異物のタンパク質です。遺伝子ワクチンの接種により細胞内で作られ続けるスパイクタンパクも同様です。原始ソマチッドは、その変性不良タンパク質を分解すると述べてきましたが、もちろん、病原菌やウイルスの異質なタンパク質も分解してしまいます。もちろん新型コロナウイルスも分解します。

変性不良タンパクもスパイクタンパクなどの異質タンパクも、すべて炭素成分で構成されています。原始ソマチッドがそうした異質タンパクを分解できるのは、珪素成分で構成され宇宙意識をもつ生命体だから可能なのだと思われます。

ⅵ原始ソマチッドはポジティブなマインドに反応して活性化

原始ソマチッドには、もう一つ大きな特徴があります。それは、宇宙意識を持つ原始ソマチッドにはマインド（精神）の影響も大きいということです。ポジティブなマインドでいるとソマチッドはどんどん活性化しますが、ネガティブなマインドでいると不活性になります。そのポイントは次の3つです。

○気のエネルギーや宇宙（光）エネルギーを全身に多く満たすほど、原始ソマチッドは活性化する

気のエネルギーや宇宙（光）のエネルギーが全身に満ちると、原始ソマチッドは活性化します。そのために効果的なのが「気・丹田呼吸」と「光・丹田呼吸」です。空間の気のエネルギーを取り入れるのが気・丹田呼吸で、宇宙の中心から光（宇宙）エネルギーを取り入れるのが光・丹田呼吸です。詳しくは拙著『若返りと長寿の根本　光・丹田呼吸で超免疫体質』（コスモ21刊）で紹介しています。

○純真な心で感謝してポジティブに生きる

物、金、権力、人、自我（エゴ）など何事にも執着せず、幼子のような純真な心とポジティブな感情でいると、原始ソマチッドはどんどん活性化します。

○声に出してプラスの言葉を発する

愛のある言葉、感謝する言葉、希望にあふれる言葉、喜びにあふれる言葉、信念に基づいた言葉……こうした言葉を発していると、原始ソマチッドはどんどん躍動するようになります。逆にネガティブな感情（不平、不満、心配、怖れ、怒り、悲しみ、猜疑心など）を抱いたり、ネガティブな言葉を発したりしていると、原始ソマチッドはしだいに不活性になります。

そして、原始ソマチッドがもっとも大きなパワーを発揮するのが、魂意識や宇宙意識に覚醒したときです。

といっても、それは容易なことではありません。人間は平安や安心、喜びといった肯定的な感情よりも、心配や不安、怖れといったネガティブな感情を抱え込みやすく、それらをなかなか克服できないからです。

そもそも、ネガティブな感情はどこから発生するのでしょうか。それは、人間の自我意識から発生します。自我意識には心理学上、顕在意識と潜在意識の2種類があります。

顕在意識は自分の意識に現れる思考や感情、感覚、想いなどの表面意識で、これを自分のすべてだと思っています。これを「エゴセルフ」ともいいます。一方、潜在意識は表面の顕在意識に上がってこない意識です。忘れてしまった幼少期の記憶やトラウマ、過去生の記憶や魂の記憶などが相当します。

これらふたつの意識に対して、心理学では理解されていない、さらに深い意識があります。それが魂意識と宇宙意識（真我意識、超意識とか神意識ともいう）です。

魂意識は魂自体の意識です。自分の本質は魂だと気づき自覚したとき、「魂に覚醒」します。魂は転生体験したすべてのデータが収められているデータバンクですが、その魂が持つ意識が魂意識であり、潜在意識のさらに深いところにあります。

この魂意識の大本にあるのが宇宙意識です。宇宙の根源（神ともいう）で誕生した、もっとも本質的な意識です。お釈迦様の「悟りを開いた」という言葉は、この宇宙意識に目覚めたことを教えています。

「心配・不安・怖れ」の感情を抱くのは、自我意識が宇宙意識とつながっていることに気づかず、「自分だけがすべて」だと思い込んでいるためです。しかし、「自分の本質は魂なんだ」と魂意識に目覚め、さらに宇宙の根源とつながっているという宇宙意識に目覚めれば、心の苦しみは一変します。心の悩みに対する受け止め方や対処の仕方も根本的に変わります。

その結果、まず、「こういう時や場面では、こんな感情が沸き上がるんだ」と自分の感情を徐々に客観視できるようになります。そうなれば、人を責めたり自分を責めたりせず、すべてを受け容れ、赦せるようになります。すべては自分の魂の進化のために必要な体験であると気づき、感謝できるようになります。そんな自分を好きになり、精神的ストレスを抱え込まなくなります。

じつは、今回の新型コロナウイルスの出現に関する宇宙の意図はまさにここにあります。

「人間の本質は魂なんだ！　魂に覚醒し、魂意識に目覚めなさい！」

「宇宙の根源につながっている宇宙意識に目覚めなさい！」

そうすれば、

「地球と人類が愛と調和のミロクの世（5次元地球）に変わる」

このことを人類に気づかせようとしているのです。

魂に覚醒し、宇宙意識に目覚めると、意識の周波数が上昇し、物や金、権力、人などへの執着心を手放すことができ、心は自由で平安になります。そして、与えることの喜び、愛することの喜びを知り、一切の見返りを求めない無条件の愛に至ります。

このことに目覚めることこそ、原始ソマチッドの願いであり、新型コロナウイルス出現の本当の目的なのです。本書で述べているポジティブなマインドとは、そのことに気づいたときに訪れるマインドであり、そのときこそ原始ソマチッドはもっとも活性化します。

ⅶ新型コロナ感染を防ぐ最強対策こそMORI AIR

2021年7月、オリンピック開催と時を同じくして、インド型の新型コロナウイルス変異株であるデルタ型が日本国内に徐々に広がりはじめました。さらに、オリンピック終了とともに、デルタ型は予想以上に急激な勢いで全国に広がりました。とくに20代、30代の若者に感染者が増加し、子どもにも感染が広がりました。

ところが、ほとんどの場合、子どもや若者には症状が出にくいため、感染していることすら知らないでいることが圧倒的に多かったのです。たまたま大学や職場での PCR検査で陽性だとわかったり、臭いが感じられない、微熱が出たということで念のために検査を受けたところ感染していたことが判明したりしました。大学のサークルでクラスターが発生し、濃厚接触者としてPCR検査を受けたらたまたま陽性だと判明したというケースもありました。

なかには、大学でワクチン接種後、副作用がひどくて病院に搬送され、PCR検査も受けると、すでに新型コロナに感染していたというケースもありました。そのためメディア（テレビ）や政府は、重症化しやすい大人や祖父母などにうつさないために、若者や子どもはワクチン接種を行うようにと呼びかけました。

ところが、全国から私の元に集まるMORI AIR利用者からの情報は、子どもが感染しても親自身は感染しなかったというものでした。一緒に生活している親は最大の濃厚接触者であるため感染する可能性がきわめて高いのに、PCR検査では陰性だったのです。

じつは、弟や妹など下の兄弟が感染しているケースは多くありましたが、それでも感染しなかった親に共通していのが、寝室にあるMORI AIRで森の香り精油を噴霧していたことです。

その他に、クラスターが発生した病院や老人施設などで働く医師や看護師、介護士から寄せられた情報でも、同僚に感染者が出たが、ＭＯＲＩ　ＡＩＲを寝室に設置していたため、感染しなかったことが明らかになりました。

それからは、家族の全寝室にＭＯＲＩ　ＡＩＲを設置したり、老人ホームや介護施設の主要な部屋全部に設置するケースも増えました。

さらに、会社のオフィス、美容院、美容サロン、整体院、歯科医院、クリニック、保育園、幼稚園、学習塾など人が多く集まる場所にＭＯＲＩ　ＡＩＲを設置するケースも全国で急増しました。

室内空間に森の香り精油の粒子が拡散していると、仮に外から新型コロナウイルスが持ち込まれても、室内空間に広がる森の香り精油の抗ウイルス効果で瞬時にコロナウイルスは死にます。もしウイルスがすでに体内に入っていたとしても、森の香り精油の原始ソマチッドが体内でウイルスを殺し、分解してしまいます。

私は年間１８０日以上、全国主要都市でミミテックセミナーを開催していますが、ＭＯＲＩ　ＡＩＲを設置して常時連続噴霧して室内に森の香り精油を充満させています。セミナー終了後、参加者からは頭も身体もスッキリしたという反応が多いです。知らぬ間に自己免疫システムが高まるからだと思います。

寝室に森の香り精油を一晩中拡散させて休むことができれば、寝ている間に自己免疫システムがさらに強化されることでしょう。それは、新型コロナウイルスの感染防止にもつながります。

ⅷ位相差顕微鏡で確認された森の香り精油の働き

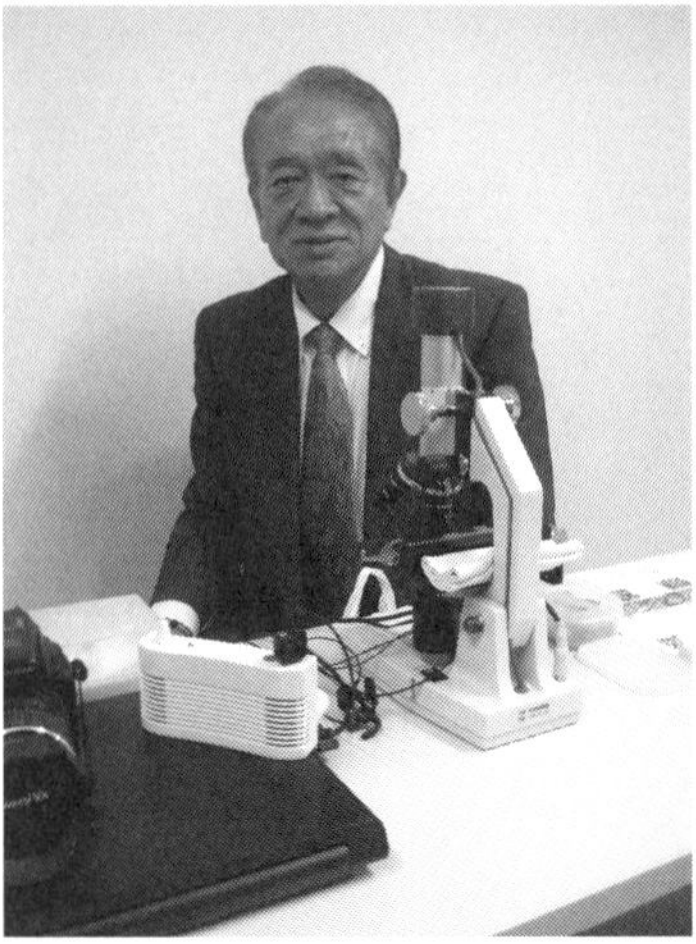

位相差顕微鏡で血液とソマチッドを観察中の波多野昇氏

ＭＯＲＩ ＡＩＲを寝室に設置して就寝している人たちの血液状態を位相差顕微鏡で確認したデータにより、いくつかの共通した特徴が明らかになっています。

①血液がサラサラできれい

写真Ａは赤血球が連鎖してドロドロ状態になっている血液です。疲労が蓄積していたり、水分摂取が極端に不足していたりす

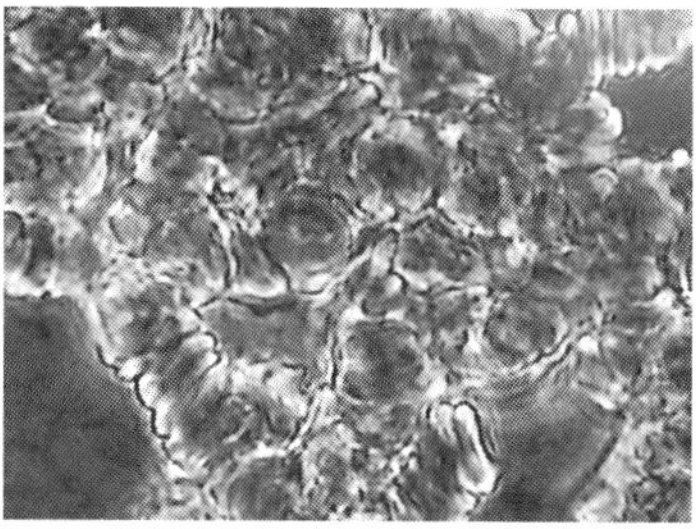
写真A　400倍

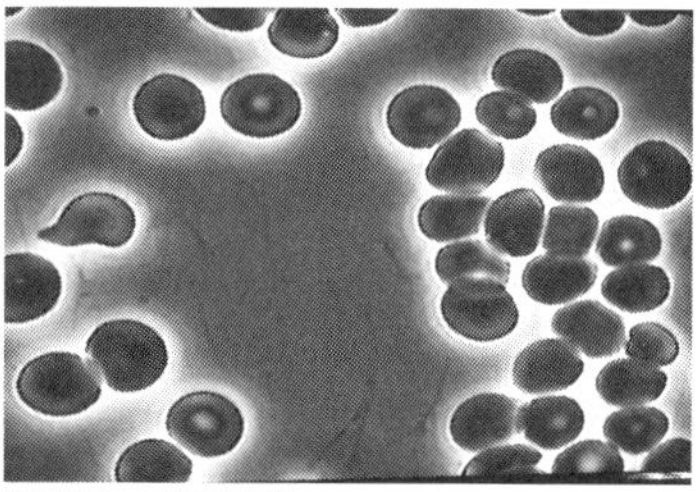
写真B　4000倍

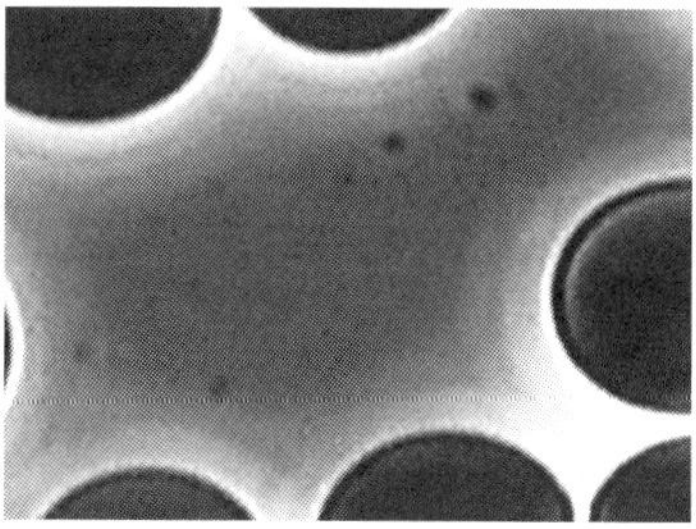
写真C　12000倍

るときの血液状態です。ここに森の香り精油を一滴落としたところ、一瞬にして写真Ｂへ変化しました。赤血球がバラバラになり、サラサラの血液になっているのがわかります。

　ＭＯＲＩ　ＡＩＲを寝室に設置して森の香り精油を拡散しながら就寝したときの血液の状態は、写真Ｃのように赤血球がバラバラで、サラサラです。ソマチッドも大量に存在しています（小さい点がソマチッド）。

②血液中の異物が少ない

　写真ＤはＭＯＲＩ　ＡＩＲを寝室に設置して就寝しているときの血液状態（４０００倍拡大写真）です。赤血球１０００個につき１個ほどの異物（不良タンパク質）が存在してい

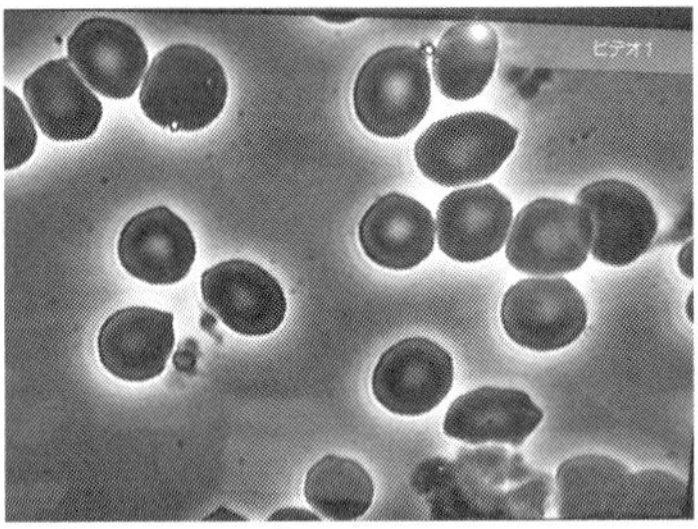

写真D　4000倍

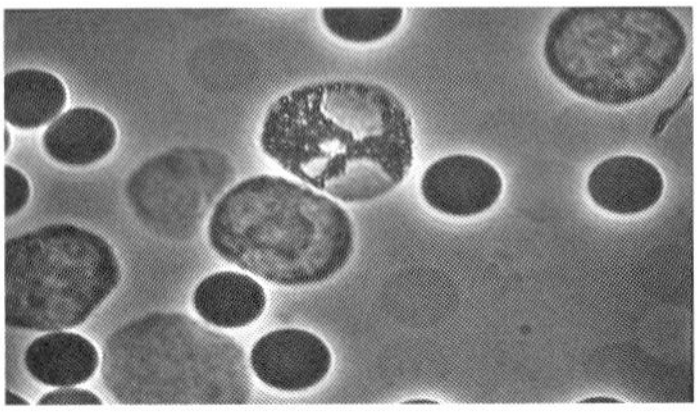
写真E　4000倍

ます。写真Eは不健康な血液のもので、不良タンパク質や病原体、服用している薬などが赤血球1000個につき数十個存在しています。

③原始ソマチッドが超大量に存在している

写真FはMORI AIRを寝室に設置しているときの血液状態（4000倍）です。小さい点が画面上に数十個存在しています。じつは、この4000倍拡大写真では見えない、もっと小さい100万分の1ミリ前後（ナノレベル）の原始ソマチッドが数百個から数千個存在し、躍動しています。

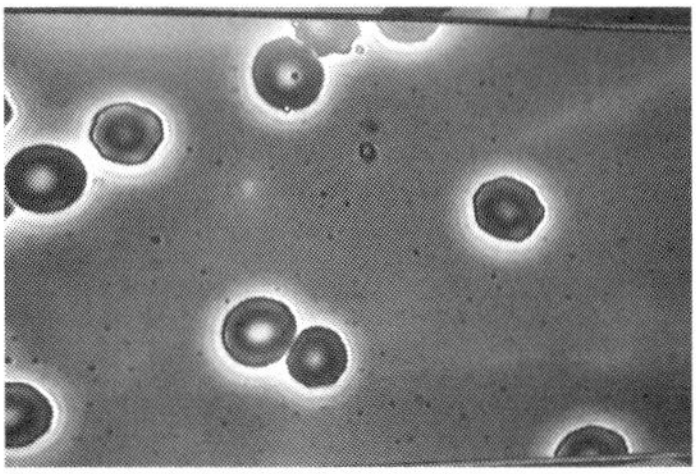
写真F　4000倍

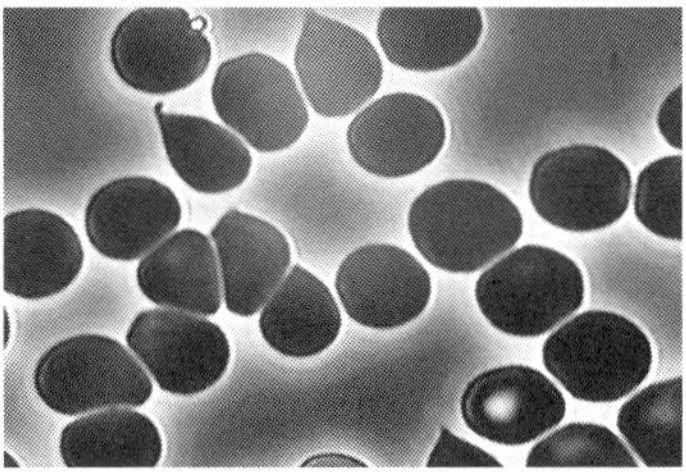
写真G　4000倍

写真Gは一般的な血液状態ですが、数個以下の原始ソマチッドしか存在していません。

④原始ソマチッドが躍動し異物タンパクを分解している

写真Hは、異物である不良タンパクを数百個の原始ソマチッドがとり囲み、分解していく連続写真（5分ごと）です。じつは、私自身の血液写真です。原始ソマチッドによって、不良タンパクは30分ほどで全部分解されていました。

動画によりリアルタイムで見ていると、分解するスピードと様子が見事で痛快です。まるで正義の味方が悪者をやっつけて消滅させているかのようです。

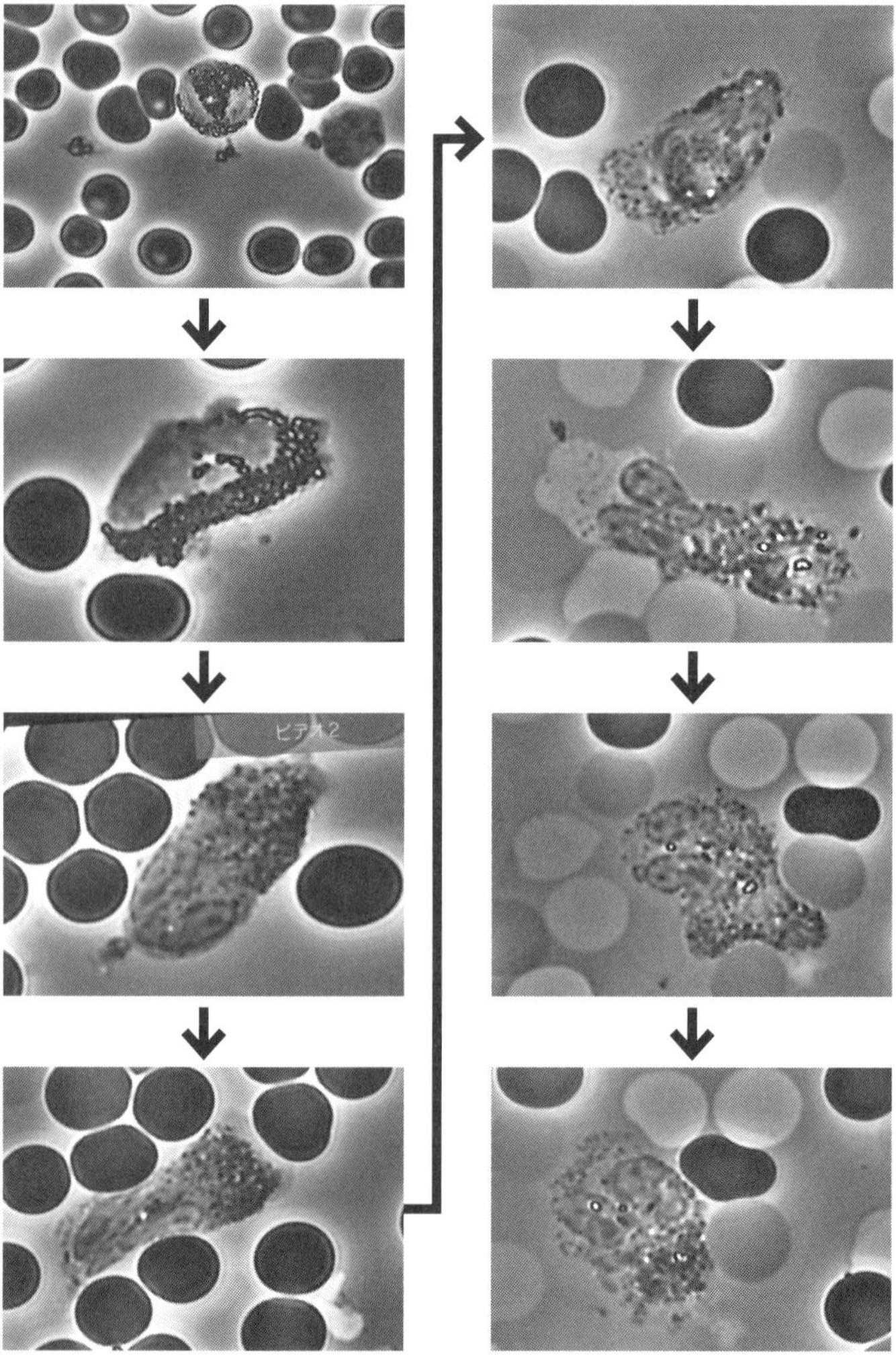

写真H

⑤血液中に存在する免疫細胞が活性化

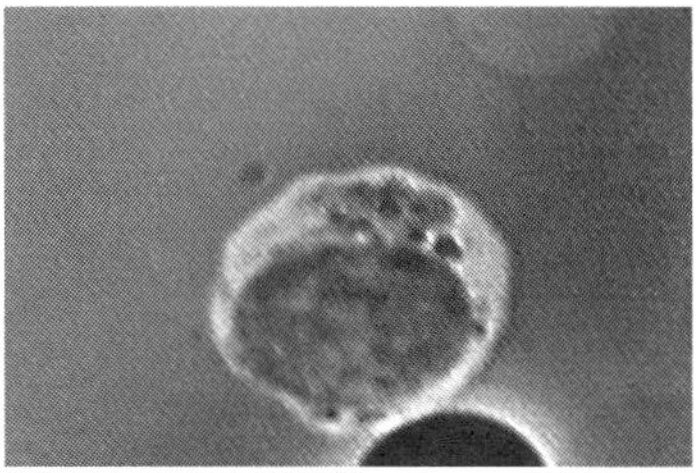
写真I　12000倍

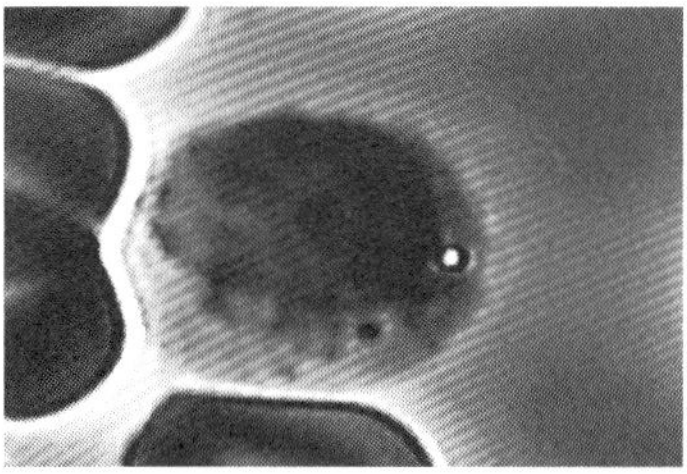
写真J　12000倍

写真I、写真Jを動画で見ると、マクロファージや好中球などの免疫細胞が活発に働いていることがわかります。両写真の中心に存在するのは好中球です。

遺伝子ワクチンに含まれる化学物質の解毒法とスパイクタンパクの分解法

同調圧力で止むを得ず、遺伝子ワクチンを接種してしまったという人も多いでしょう。そんな場合も含めて、体内に入ってしまったワクチンに混入されている毒性のある化学物質を排毒（デトックス）するにはどう取り組めばいいのでしょうか。あるいは、接種後、筋肉細胞内や血管内皮細胞内で量産され続けているスパイクタンパクをどのように分解すればいいのでしょうか。

ここまで読まれた読者の皆さんは、すでにおわかりだと思いますが、この章の最後にもう一度整理しておくことにします。

(1) ワクチンの毒物を排出

遺伝子ワクチンのｍＲＮＡを入れたカプセル膜には脂質ナノ粒子が含まれ、さらにそのカプセル膜にはポリエチレングリコール（ＰＥＧ）が塗布されています。また、カプセルの中には磁性を持ち、脳や神経毒である酸化グラフェン（酸化鉛）も大量に含まれています。その結果、水や脂にも馴染みやすくなり、これらの化学物質が数年以上にわたって体内の細胞内に蓄積されていきます。そのままにしておくと、いつか必ずさまざまな悪影響が表面化してきます。

ですから、ワクチンを接種してしまった場合は、一刻も早く化学物質毒を排出することが必要です。その決め手はミトコンドリアの代謝活動を活性化することです。それによって細胞の代謝力をアップさせるのです。そのための秘訣をまとめておきます。

①小食
②丹田呼吸で酸素を多く摂り込む
③抗酸化物質（フィトケミカル）で水素の電子を多く摂り込む
④酵素を摂り込む
⑤補酵素（ミネラル・ビタミン）を摂り込む
⑥珪素で多くの電子を摂り込む

これらのうち③と④と⑤と⑥をまとめて行うために効果的な方法のひとつが、無農薬材料で作る手作り酵素です。さらに、次のふたつも加えるといいでしょう。

⑦有酸素運動でミトコンドリアの多い筋肉細胞を増やす
⑧運動、遠赤外線サウナ、木曾檜水風呂、酵素風呂などで化学物質を体外へ排出する

(2)スパイクタンパクの分解

自分の筋肉細胞内で量産され、全身に広がり蓄積されたスパイクタンパクの存在に、免疫細胞が何かのきっかけで反応し総攻撃を始める。そんなことが起こってしまうと、最悪の場合、自己免疫疾患で突然死する可能性もあります。それは2年から5年以内に起こる

と考えられます。

スパイクタンパクは、そもそも人間の身体にとっては異物のタンパク質なので免疫細胞は攻撃します。それが過剰になることで起こる障害を事前に防ぐにはスパイクタンパクを分解しておくことです。そのために原始ソマチッドがとても効果的に作用することはすでに述べてきたとおりですが、ワクチン接種した人たち50人の位相差顕微鏡による画像でも確認できています。

写真Kは、50人のうち森の香り精油を吸引していないグループの血液状態を写したものです。血液中に異物が存在し、赤血球の連鎖や変形が見られます。免疫細胞が戦っているのもわかります。

写真LはMORI AIRを寝室に設置し、森の香り精油に含まれる原始ソマチッドを吸引しながら寝ているグループの血液状態です。こちらの血液中には異物がほとんど存在せず、赤血球がバラバラで、血液はサラサラしていて、きれいです。原始ソマチッドが大量に存在しているのもわかります（小さい点が原始ソマチッド）。

しかも、このグループは原始ソマチッドと珪素が大量に入った石英斑岩のパウダー（原始ソマチッド珪素）を溶かした水で薄めた手作り酵素を毎食後飲用しています。

写真Kには存在し、写真Lには存在しない異物の一部がワクチン接種によって体内でつくられたスパイクタンパクや遺伝子ワクチンに含まれる化学物質であるとすれば、原始ソマチッドが血液中や細胞内に入ったスパイクタンパクの分解と化学物質の解毒に作用しているのだと思われます。

このことは、森の香り精油が感染予防に役立っているという情報でも確認できます。さらに、新型コロナに感染してしまっても、森の香り精油を噴霧していると重症化せずに症状が早く治まることや、ワクチン接種後起こる副作用が早く改善するという情報でも確認できます。

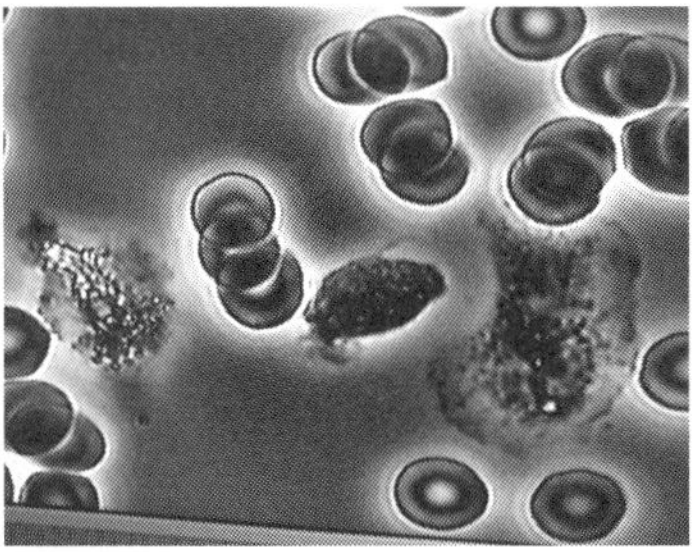
写真K

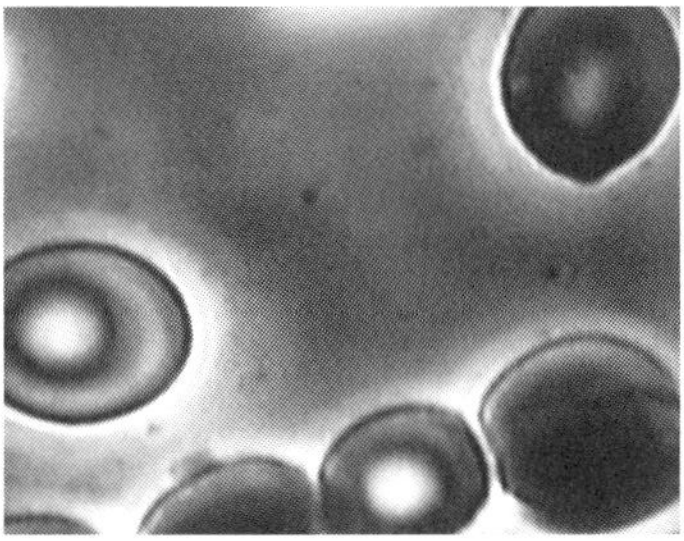
写真L

さらに、原始ソマチッド珪素を水に溶かした希釈液で水分補給していても、同じような変化が起こります。

新型コロナウイルスや遺伝子ワクチン以外のことでも、森の香り精油や原始ソマチッド珪素によっていろんな変化が起こっているという情報も多くあります。そのなかでとくに多いのが肺疾患に関するものです。いくつか紹介します。

❶長くて5カ月の余命宣告を受けた93歳の肺ガンの女性が、MORI AIRを寝室に設置したところ、半年ほどで肺ガンが消えていた

❷間質性肺炎の症状が軽減し、まったく風邪を引かなくなった

❸風邪やインフルエンザによる肺炎をくり返していたが、MORI AIRの設置後1週間ほどで改善し、その後は風邪を引かなくなった

新型コロナウイルスに感染し肺炎になると、重症化し、死亡に至るリスクが一気に高くなりますし、ワクチン接種の場合はもっとリスクが高くなりますが、これに対処するために森の香り精油や原始ソマチッド珪素に大きな可能性があることはこれまで述べてきたとおりです。

最後に、このことをまとめておくことにします。

原始ソマチッド珪素は北海道日高山脈中の石英斑岩を微粉末（パウダー）にしたもので

す。原始ソマチッド珪素の主成分は珪素です。数億年以上前、マグマが冷え固まる際に、大量の原始ソマチッド（極小珪素宇宙意識生命体）が珪素の殻の中に入り、数億年以上休眠しながらエネルギーを充填してきました。

わが国でもっとも有名なソマチッドは北海道八雲地方に存在する古代ソマチッドです。2500万年前に地殻変動で海底が隆起し、海底に存在していたカミオニシキ貝が化石化しましたが、その中に含まれているのが古代ソマチッドです。

一方、原始ソマチッド珪素に含まれる原始ソマチッドはこの古代ソマチッドよりはるかに古く、大きさも0・3ナノ（100万分の0・3ミリ）から数ナノ（100万分の数ミリ）と小さく、もっともエネルギーが強いのが特徴です。しかも、数倍も多くの原始ソマチッドが存在しています。

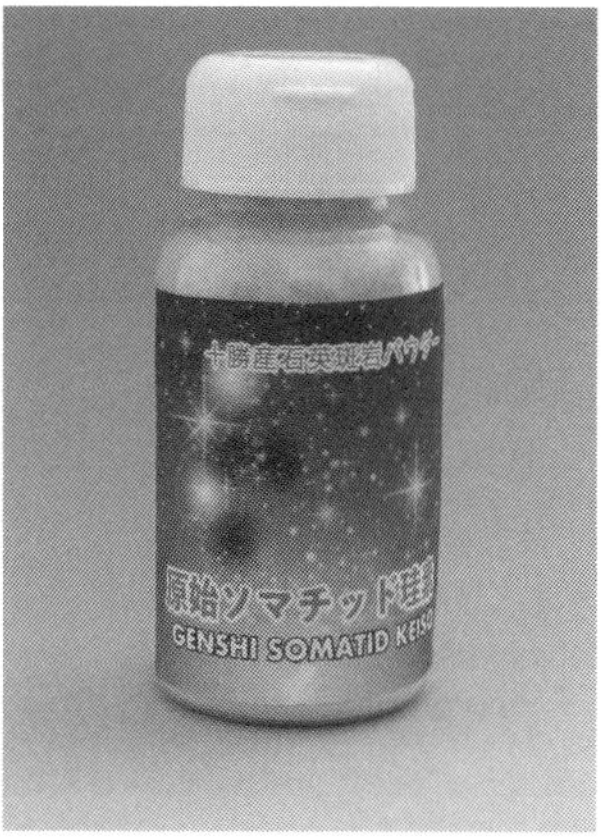

原始ソマチッド珪素

一方、森の香り精油には、木曽御嶽山など深山の地下深くに存在する花崗斑岩などの岩盤中に数億年以上休眠していた原始ソマチッドが含まれています。岩盤中に眠る原始ソマチッドがきれいな地下水に触れたとき、地下水の電子を受けて原始ソマチッドが数億年ぶりにハッと目覚め、珪素の殻をこなごなに破り、飛び出して地下水に入ります。その地下水が木曾檜などの根っこから吸い上げられることで、その樹木に強力な免疫力と生命力がもたらされます。その樹液が森の香り精油です。

原始ソマチッド珪素をきれいな水に少量溶かし思い切り数十回シェイクすると、数億年間休眠していた原始ソマチッドが目覚め、珪素の殻をこなごなに打ち破り、原始ソマチッドが飛び出して水の中で激しく躍動し、生命活動を始めます。

遺伝子ワクチンを接種すると、ワクチン後遺症として神経系のしびれやふるえ、痛み、首が回らない・肩が上がらないなどの症状が出ますが、原始ソマチッド珪素によって解消してゆくケースが多くあります。

私の元にも、そのことを示す情報が寄せられていますが、そのなかからいくつかの事例を取り上げておきます。

【事例1】原始ソマチッド珪素を溶かした水で神経のしびれ、痛みが消えた（女性・61歳）

ファイザー社ワクチンを3回接種しました。2回目まではとくに副反応もなく、安心していましたが、3回目接種から半月経ったころ、接種した側の肩や腕にしびれ、痛みが始まりました。いずれ消えるだろうと思っていましたが、2カ月経っても3カ月経ってもおさまるどころか、返ってひどくなっていきました。

荷物を持つ仕事が多いので困っていたとき、原始ソマチッド珪素のことを知り、毎日ペットボトル（500㎖）に溶かして2本飲み続けました。すると、徐々にしびれや痛みがとれ、1カ月ほどで解消しました。

【事例2】眠れないほどの肩の痛みとしびれが解消した（女性・74歳）

1回目と2回目のワクチン接種では、肩が赤く腫れた程度で済みました。ただ大学生の孫娘とその友達は38℃台の高熱が続き、二度と打たないと言っていました。私は仕事上、接客する機会が多いため、3回目を接種しました。ところが、2週間目ころから、腕と肩と胸にしびれや痛み、息苦しさを感じ始めました。重い荷物の運搬があった日は、眠れないほど肩と腕の神経の痛みを感じました。

その他にも、毎日、疲労感がひどく、1カ月以上続きました。そのころ原始ソマチッド珪素のことを知って、早速毎日ペットボトルに溶かして飲み続けました。すぐには変化は起こりませんでしたが、半月経ったころから少しずつ変化が現れ、2カ月目に入ったころに完全に元に戻っていました。

その後、『免疫を破壊するコロナワクチンの解毒法』を読み、原始ソマチッドが分解してくれたんだと納得。周囲には4回目は打たないほうがいいよとアドバイスしています。

【事例3】ワクチン2回接種で上昇した血糖値と神経の痛みが解消（男性・70歳）

元々、軽い糖尿病と高血圧がありました。基礎疾患がある人は早目にコロナワクチンを接種しなさいと医師からすすめられ、何ら疑うことなく2回接種を受けました。ところが接種1カ月後の検診時に、血糖値が今までにないほど上昇していました。血圧も以前より高くなっていて、疲労感がとれない日々が続きました。

医者に相談すると、ただ薬を飲めとの一点張りでした。遺伝子ワクチンが原因とは言われませんでした。しかし、松井先生の著書を読み、やっぱり遺伝子ワクチンが原因だったと納得しました。また、スパイクタンパクの分解には森の香り精油や原始ソマチッド珪素に含まれる原始ソマチッドが役に立つことを知りました。まず、原始ソマチッド珪素を水に溶かし、ペットボトル2本を飲んでサウナと運動で汗をかくという毎日を続けました。すると、3カ月で血糖値も高血圧も正常に戻り、疲労感がなくなり、以前のように仕事ができるようになりました。

じつは、原始ソマチッドはスパイクタンパクの分解だけでなく、同じく人体にとって異物タンパクである病原菌も分解します。私自身がそのことを知る体験をしました。本書の執筆中に、何かの細菌が私の左耳側の皮膚細胞に侵入し、増殖しはじめました。明らかに細菌による感染症でした。

2022年の10月初旬から12月初旬までの2カ月間余り、私は航空機と新幹線で移動しながら札幌から鹿児島まで、全国のあちこちの都市で終日セミナーを行いました。それとともに秋の手作り酵素指導も行いました。その合間に、数トンに及ぶ数十種類の無農薬果物などの材料集めも行い、夜は明け方3時とか4時まで本書の原稿執筆を1日も休むことなく続けました。そのため、睡眠不足と過労の連続でしたが、それでも地元にいる週3日間は、夜1時間スポーツクラブで水泳と筋力トレーニングを行いました。

10数年前に、超過労で免疫力が低下しているときに、私の唯一のウイークポイントである副鼻腔に浄化装置のトラブルのあったプールの細菌が侵入し感染症を引き起こしました。

抗生物質も使いましたが、発熱と副鼻腔炎が続き、回復するまでに3カ月かかりました。

今回は副鼻腔ではなく、内耳と中耳周辺に炎症が生じて腫れ、その後、外耳の耳たぶが2倍にもぶ厚く腫れました。すぐ、いつもより大量に原始ソマチッド珪素を溶かした水を飲み、体内の原始ソマチッドに向かって光・丹田呼吸をして「細菌を全部、分解してくれ！」とテレパシーを送り続けました。すると熱が下がり、腫れも早くおさまり、5日間程で完全に回復しました。

痛快だったことは、夢の中で原始ソマチッドが細菌を集団で包み込み分解し消滅させている様子が見えたことです。そのときの原始ソマチッドからのメッセージは、「オレたち極小珪素宇宙意識生命体が人体を害する炭素成分でできた細菌を殺し、分解消滅させているんだぞ！」でした。

これが、まさに、本書の執筆中に起きた出来事です。これも偶然ではなく、宇宙の計らいだとつくづく実感し感謝しました。

終章

新型コロナウイルスは「光」をもたらす

都合のいい情報に浸っているかぎり真実は見えてこない

ロシアや中国で開発されたコロナワクチンは、従来のインフルエンザワクチンと同じ製造方法で作られた不活化ワクチンです。新型コロナウイルスに対する感染予防効果がまったくないことは明らかですが、遺伝子ワクチンのような大被害をもたらさないという点ではましかもしれません。

一方、日本では未だに国家を上げて遺伝子ワクチンの接種を進めています。そんな国は世界中で日本だけです。なぜなのでしょうか。はっきりしていることは、日本が米国に対して「NO！」と言えない国だからです。

トランプ前大統領は遺伝子ワクチンには消極的でした。それどころか、裏では新型コロナウイルスを作り出そうとしていた米国ウイルス研究所への政府資金を止めました。ファイザー社をはじめとするワクチン巨大製薬メジャーは、トランプ大統領を不正郵便投票トリックで落選させ、遺伝子ワクチン推進のバイデンを大統領にしたと疑われています。

トランプ前大統領は表の米国政府を操る裏の巨大な国際金融財閥グループをディープス

テート（ＤＳ）と呼んでいます。その中核を占める西欧のロスチャイルド財閥や米国のロックフェラー財閥などの巨大国際金融資本グループは、ＦＲＢ（米国連邦準備制度理事会）の資本金の１００％を出資しています。米国政府の資本金出資はゼロです。日本の中央銀行である日本銀行に日本政府が55％出資していることと比べても、ＦＲＢは日本銀行とはまったく性格の異なる組織であることがわかります。

そのＦＲＢが１００％権限を持つのがドル札発行権ですが、当然それにはこの巨大国際金融資本の意思が反映されるでしょう。石油や原子力などのエネルギー産業も、巨大軍事産業も、巨大製薬会社なども同じです。そのようなディープステートの正体と目的は前著『免疫を破壊するコロナワクチンの解毒法』で紹介していますので、くわしくは省きます。ぜひ一読ください。

ところで私がディープステートの存在を知ったのは、43年以上前です。友人と言えるほど親しくなった国際ジャーナリストの落合信彦氏と出会ったころです。米国大統領選に出馬した司法長官ロバート・ケネディは暗殺されましたが、そのとき落合氏は側近スタッフとして大統領選挙活動を手伝っていました。その予備選中の１９６８年に、ロサンゼルスのアンバサダーホテルでロバート・ケネディが凶弾に倒れましたが、そのときも落合氏は側にいました。目の前で暗殺されたことは人生最大のショックな出来事だったと言っていました。

「なぜ、兄のジョン・F・ケネディ大統領は暗殺され、続いて弟のロバート・ケネディ司法長官も暗殺されたのか？」。落合氏はそのことを数年かけて調べ上げ、大作『2039年の真実』を米国でなく日本で出版しました。2039年としたのは、米国政府の機密文書が公開されるのが2039年だからです。落合氏はそれに先がけて調査し出版したのです。

彼は19歳にして空手5段の達人でした。留学したオルブライト大学やテンプル大学大学院時代、道場で2歳年下のブルース・リーに空手の型を教えたり、海外から米国に留学している各国政府要人の子息やFBI関係者にも教えたりしていました。そうした人たちも含めて多くの弟子がいましたし、さまざまな人脈を用いて調べ上げていたため、米国で出版するのは危険だと考え、日本で出版しました。

ジョン・F・ケネディ大統領はFRBをディープステートの国際金融財閥グループから米国政府の中央銀行へと取り戻す準備中に暗殺されました。その暗殺を仕組んだのがCIAであったことは、2022年12月28日のNHKスペシャル「未解決事件大統領JFK暗殺事件機密資料を映像化！」でも明らかにされました。そして、兄の意志を受け継ぎ実行しようとした弟のロバート・ケネディも同じように暗殺されました。

ディープステートは、ベトナム戦争・アフガン戦争・湾岸戦争などを10年ごとに仕掛け、軍事産業を中心にした軍産複合体で、その都度何十兆円もの金儲けをしてきました。もちろん、その最大の犠牲者となったのは戦場におもむいた米国の青年たちでした。そんな犠牲をこれ以上出さないために立ち上がった米国軍部がディープステートの排除を目的に後押ししたのがドナルド・トランプ大統領でした。

大財閥のケネディ家がディープステートの国際金融財閥の影響を受けていなかったように、ドナルド・トランプも不動産王としてディープステートからの影響をまったく受けていませんでした。そして古き良き自由な伝統を持つ米国を取り戻そうとしたのです。

一方、21世紀に入り戦争というシステムで巨額な利益を産み出せなくなったディープステートが国際的なビジネス戦略のターゲットにしたのがワクチンビジネスです。国際的なウイルスパンデミックに乗じて彼らのワクチンを全世界の国々に売り出したのです。

米国のファイザー社や英国のアストラ・ゼネカ社などは、日本の製薬会社とは桁違いでトヨタ自動車や日産自動車と同じくらいの売り上げを持つ巨大製薬会社（メガファーム）です。それらも含めてディープステート系の巨大製薬メジャー20社だけで年商は百数兆円に昇っています。しかも、WHOはこれらの巨大製薬メジャーが重要なスポンサー（寄付者）になっているため、そのコントロール下に置かれています。

ロシアでは、プーチン大統領によってロシアから追い出されましたが、今は背後からNATOを動かし、ロシアを戦争に引きずり込んでプーチン大統領を引きずり落そうとしています。しかも、この戦争が長引けば長引くほど、ウクライナ軍事支援の軍事兵器産業が儲かります。このような動きが国際社会の裏にあることは、島国で自分たちに都合のいい情報に浸っているかぎり、見えてはきません。

ディープステートにとってもっとも好都合なのは、人々がそのことに気づかないまま過ごしていてくれることです。物事の本質を見抜ける能力が開発されては困るのです。

今、人類と地球は3次元から意識的にも物理的にも周波数の高い、愛と調和に満ちた5次元（ミロクの世）へ次元上昇しようとしています。くわしくは、前著『免疫を破壊するコロナワクチンの解毒法』で紹介しています。

二度と悲劇をくり返してはいけない

4章でも述べたように、人間の総合的能力開発と宇宙的潜在能力開発の飛躍的進化の鍵は、脳の最深部に位置する「松果体」の拡大と活性化にあります。ところが、ワクチン接種は脳に神経毒である有害金属を入れることで松果体の成長と活性化を阻止し、人々の意識覚醒を止めてしまいます。

従来のワクチンには有機水銀（チメロサール）や水酸化アルミニウムなどの脳神経毒が含まれていましたが、今回の遺伝子ワクチンにはさらに強力な有害金属が入っています。それが酸化グラフェン（鉛）です。遺伝子ワクチンの接種回数が増えれば増えるほど、その影響で松果体は不活性になります。それどころか、5Gや電磁波との共鳴度合いが強くなり、思考をマインドコントロールされやすくなることはすでに述べたとおりです。

じつは、私は落合氏と出会う10年前から大学の恩師である山崎重明博士を通じて湯川秀樹博士やアインシュタイン博士などの世界平和を推進する天才学者たちのグループと出会いました。

山崎博士は、大学生時代に火の出ない火薬を発明しました。それを軍部が採用し、戦場で使われたことで多くの命が失われました。何十万人もの日本人の命を奪った原子爆弾は、アインシュタインの理論を基に友人のオッペンハイマーが開発しました。

科学者自身は純粋な動機で研究を行っていても、それが為政者たちによって戦争に使われたことで、多くの命が奪われました。二度とそのような悲劇をくり返してはいけないという思いで、アインシュタインや湯川秀樹博士たちといっしょに世界平野運動をやっているんだと、山崎博士はおっしゃっていました。

山崎博士が常々おっしゃっていたことがあります。

「人間が意識と意志を持った生命体であるように、地球も巨大な意識と意志を持った生命体なんだよ。大宇宙はさらに大きな生命体なんだよ。ミクロの原子からマクロの大宇宙まで、すべてがつながり調和した有機体になっているんだよ。

ところが人間は自己中心的な生き方（エゴ）でストレス社会をつくり、心を病んでいる。また、化学物質や飽食により肉体的ストレスが蓄積して病気になっている。そんな人間によって、地球も同じように病むんだよ！

だから、人の幸せのために生き、地球を汚さず、宇宙の進化の意志に従った人生を送ることが必要なんだよ！」

博士自ら栽培した無農薬野菜と無農薬玄米で健康でヘルシーな食事を作って御馳走してくれることもよくありました。

地球の浄化がはじまった

アインシュタイン博士は常々、「日本人のやさしさ、思いやりの大和心とユダヤの知恵で世界に真の平和をもたらすことができる」と語り綴っていました。大和心とは、3000年前まで1万年間にわたって続いた縄文時代の「縄文の意識」のことです。

世界ではいつの時代も争いや戦いがくり返されてきましたが、唯一、日本列島の縄文時代のみは人と人が争い戦うことがありませんでした。縄文人は大自然のすべてに神々が宿ると思い、自然界と調和した生活を送り、「自分だけのもの！」という所有概念はなく、一集落は一家族として助け合いながら暮らしていました。集落間の争いもなく、互いに助け合って暮らしていました。そんな奇跡とも言える平和な時代が1万年間も続いたのです。

しかし3000年前ころを境に大陸からの渡来人が増えていきました。それに従って、縄文の意識は徐々に崩れていき、物ごとへの執着が強まることで葛藤と争いに翻弄されるようになりました。

縄文時代に育まれた大和心が再び息づいたのが江戸時代です。鎖国をすることで欧米からの侵略を防ぎ、平和な時代が260年間続きました。しかし黒船の到来を境に世界の紛争に巻き込まれ、再び葛藤と争いに翻弄される時代を体験することになりました。終戦でやっとその悪夢から目が覚めました。

このように3000年間にわたって闇の歴史を体験した日本人ですが、その心の根底には縄文の意識（大和心）が深く根づいていて、今も失われず残っています。

一方、世界に目を転じると、何度も争いがくり返される歴史のなかで人々の心の中に「心配、不安、恐れ、悲しみ、怒り、焦燥感、絶望感など」のネガティブなエネルギーが蓄積されてきました。とくに近代以降の地球は石油化学によって地球的規模で汚染され、環境破壊が進んでいます。巨大な生命体である地球はもう限界に達し悲鳴をあげています。そして地球は、そのすべての汚れ（環境だけでなく人間の感情も含めて）を洗い流し、浄化された5次元地球（ミロクの地球）へと進化しようとしています。

前著『免疫を破壊するコロナワクチンの解毒法』でもくわしく述べたように、宇宙人によって地球に作られた二つの文明、アトランティス文明とムー文明がありました。1万3000年前に両文明の核戦争で地球は放射能汚染され、それらの大陸には人間が住めなくなりました。そこで巨大な生命体である地球は自ら大規模な地殻変動を引き起こし、アトランティス大陸を大西洋の海底に、ムー大陸を太平洋の海底に沈めてしまいました。このときの地球規模の大津波と大洪水が聖書に登場するノアの箱舟伝説です。

そして今、1万3000年かけて浄化されたムー大陸がいつ浮上してもおかしくない時が訪れました。その準備をしているかのように、太平洋周辺地域で大きな火山爆発や海底火山爆発がひんぱんに起きています。

あくまで地球の主人公は地球人類です。このまま人類が地球の環境破壊を続け、戦争や紛争が続けば、1万3000年前のような大規模な地殻変動が何らかの形で生じるかもしれません。そのことに関する私の予知夢体験については前著で紹介しました。たとえば、東日本大震災の7年前に、これに関する明晰夢体験をしました。ちなみに、今回の遺伝子ワクチンについては16年前に明晰夢体験をしています。

じつは前著には書きませんでしたが、私は想定される南海トラフ海底大地震をはるかに上回る巨大津波の明晰夢を見ました。西太平洋の海底で起こる巨大地殻変動か海底火山大爆発によって巨大津波が発生し、中国大陸を飲み尽くしていました。もちろん、日本列島の平地も大津波に飲み込まれてしまいます。

残念ながら52歳から見始めた私の明晰夢は大方、その通りに起きてきましたが、起きないこともありました。それは人々の意識と関係しています。意識が高まれば起こらないこともあり得ますが、ネガティブな意識が支配的になれば、明晰夢は現実になりました。

「三六九（弥勒）の世の前に五六七（コロナ）が来る」

前著では、世界的に注目されている日本の「日月神示」についてもくわしく述べましたが、ここでその要点だけ紹介しておきたいと思います。１８９２年からメッセージが始まった高次元からの預言があります。そのなかで１９４５年1月14日に降りたメッセージ（日月神示）が「子の年、真中にして、前後10年が正念場　世の立て替えは水と火ざぞ」です。「子の年」である２０２０年新春を中心に10年前から10年後まで、人類が汚した環境汚染を火と水で浄化するという預言です。２０１１年3月11日の東日本大震災と福島原発大事故はその始まりだったのです。以来、毎年のように大水害や大火山爆発、大地震が起きてきました。

そして、子の年、2020年新春から本格的に始まったのが新型コロナウイルスによるパンデミックです。この新型コロナウイルスのきっかけが、たとえ人工的に作られたウイルスであったとしても、宇宙はそれを逆手にとって「人間の本質は魂なんだ。永遠の魂意識に覚醒し、エゴへの執着心を捨て、愛と調和に満ちた世界に人類は進化するんだ」と気づかせることが、このウイルスの感染拡大に秘められたメッセージなのです。

日月神示はこのことを「三六九（弥勒）の世の前に五六七（コロナ）が来る」と知らせています。これは、「意識の周波数を上げて、心を浄化しなさい」「肉食や化学物質まみれの食を止めて、肉体を浄化し、肉体の周波数を高めなさい」「そうすれば地球と人類はミロクの世（5次元の世）にシフトアップしてゆくんだよ！」と教えています。つまり、精神的浄化と覚醒こそがもっとも大事だというのです。

このことからも、コロナウイルスの出現は、症状が有る無しにかかわらず人間の免疫力を強化し、DNAを進化させるためであり、さらには「魂意識への覚醒」を促すため、であることがわかります。それには、精神面や食生活面のあり方を振り返り、心身共に周波数を高めることが必要です。

私の元に集まる情報を見ていると、数％くらいの人々がそのことに気づき、魂意識に覚醒しはじめています。この割合がさらに10％まで高まっていけば、いずれ新型コロナウイルスの役割は終了し、パンデミックは終了するはずです。その時期は２０２３年から２０２４年ころになるでしょう。

原始ソマチッドの働きを活用する

ディープステート側は、傘下におく国際通信網とマスメディアを使い、新型コロナウイルスへの恐怖心をさんざん煽り、「感染予防は遺伝子ワクチンしかない」と騙し（マインドコントロールし）続けてきました。

しかし、この遺伝子ワクチンが従来のワクチンと根本的に異なることは本書で述べてきたとおりです。人類の進化を止め、人口の削減まで狙った戦略的ワクチンであるとさえいえます。

その最大の理由は、人間が本来有する強力な免疫システムを大混乱させ、ジワジワと破壊してゆくことです。免疫システムが混乱すれば、さまざまな感染症や病気にかかりやすくなります。救急医療や病原菌に対する感染症対策（ただし、ウイルス感染症にはまったく無力）には素晴らしい成果を納めた西洋医学ですが、その一方で医薬品による一時的な「対症療法」の代償として副作用をもたらし、患者を一生涯薬漬けにしました。そうしてカネを生み出しているのが医療ビジネスの現状です。西洋医学には根本から病気を治す治療法や病気にならないようにする総合的な予防医学と自然治癒力学がないのです。

そのような西洋医学が生み出したのが遺伝子ワクチンです。前章までくり返し述べてきたことですが、大切なことですので、もう一度確認しておきます。

この遺伝子ワクチンにはスパイクタンパクの設計図であるｍＲＮＡを大量に詰め込んだカプセルが入っていて、そのカプセルの膜には人体にきわめて危険な4層の化学物質毒が使用されています。おまけにカプセルの中には脳をコントロールする酸化グラフェン（鉛まで大量に入っています。それが体内に残り続けて全身の内臓組織や器官にダメージを与えます。

もうひとつは、体内でスパイクタンパクが作り続けられ、10万kmにも及ぶ全身の血管を通してすみずみまで広がります。同時に、血管内壁の内皮細胞に合体して（突き刺さるようにして）血管の老化を早めます。そこには、血栓が生じて突然死が発生します。また、末端細胞や神経組織に酸素と栄養素、ホルモンなどが届かなくなり、一気に細胞の老化現象が進行します。しかも、これらの現象は元々、血管性疾患を持った人ほど急速に進行します。

スパイクタンパクによるもっとも根本的な被害は、細胞内にあるミトコンドリアにダメージを与えることです。ミトコンドリアがダメージを受け続けると、細胞はガン細胞化することで生き残ろうとします。これが、スパイクタンパクがガンの発生や再発を引き起こす仕組みです。しかも、免疫力の低い組織や内臓、器官ほどガン化が進み全身に広がってゆきます。

そのスピードが異常に速いのもスパイクタンパクの特徴です。早い人は数カ月、遅くても1年から2年で末期になります。それが遺伝子ワクチンによることが理解されるまでには時間がかかるでしょうが、何より必要なことは体内で蓄積され続けるスパイクタンパクの分解と、遺伝子ワクチンに含まれ体内に蓄積した化学物質毒の解毒・排出です。

ところが、スパイクタンパクを分解することは容易ではありません。人体細胞自らが作り出し、細胞内に存在するものだからです。現在のところ、確かな方法は見つかっていませんが、本書で提案しているのは原始ソマチッドの働きを活用する方法です。

その内容は前章まで述べたとおりですが、宇宙意識を持った生命体である原始ソマチッドが活性化する人には共通していることがあります。

①素直で純真無垢な（赤ちゃんのような）心を持っている
②何事にも執着心を持たずポジティブな姿勢を持っている
③無条件の愛を持っている
④魂に覚醒し、宇宙意識を持っている
⑤精神的にも肉体的にも高い周波数を持っている
⑥宇宙エネルギーに満ちている

すなわち、純真で執着心を持たず、無条件の愛と宇宙意識を持ち、周波数の高い心と肉体を持ちづけていると、原始ソマチッドは増え続け、活性化していきます。

逆に次のような生き方をしていると原始ソマチッドは減り続け、不活性になっていきます。

①自己中心的（エゴ）で執着心の強い生き方をしている
②心配、不安、恐れの強いネガティブな生き方をしている
③精神的にも肉体的にも周波数が低い（重い）

すなわち、エゴや執着心が強く、ネガティブな思考が強いほど原始ソマチッドは逃げ出していき、残っていても不活性になります。

今、地球と人類はダイナミックな体験をしている

新型コロナウイルスは本来、「光」をもたらす「五六七」（コロナウイルス）ですが、遺伝子ワクチンによって世界中が大混乱しています。新型コロナウイルスによって「光」を体験するはずだったのに、反対に「闇」を体験しているのです。もし人類が宇宙的気づきと学びを得るならば、新型コロナウイルスが本来もたらすはずの「光の時代」すなわちミロクの世（5次元世界）へと進化（シフト）してゆくことができます。

ただし、当面はまだまだ地球環境浄化のための天変地異は続きます。2025年から2029年あたりまでは「水と火」による地球浄化はダイナミックに進むでしょう。コロナウイルスパンデミックは2023年から2024年あたりで終息するでしょうが、遺伝子ワクチンによる二次被害、三次被害は今後ますます本格化するでしょう。それに伴い精神的混乱による事件も多発するでしょう。

すべての出来事は人類の学習と気づきのため、新しい希望の「光の時代」、ミロクの世を開くために起こっています。このような時代に生きている一人ひとりが主人公であり、地球と人類の歴史上、最大のダイナミックな体験をしているのです。そう、道を開くのはあなた自身です。

２０２９年から地球はミロクの世（５次元地球）と３次元地球という２つの周波数の地球に大きくパラレルワールド化してゆくでしょう。そのことを示す不思議な現象が本格的に現れてきます。そして２０３８年あたりで、光輝く５次元地球と崩壊してゆく３次元地球に完全に分化します。どちらの地球に生きるかはあなたの意識次第です。

この最終章原稿は２０２３年の正月三が日に書きましたが、２日にはミミテック会員の小児科医、谷津静江さんから素晴らしいお手紙が届きました。文面をそのまま記すことにします。

医療現場からの手紙「思ったことは伝えていこう」

小児科医師　谷津静江

長きにわたり、ミミテックサポート通信をお送りいただきありがとうございます。とくに、このところのコロナワクチンの記事に関してはたいへん勉強になっております。今年で64歳になり、いろいろ考えた末、今年（2022年）3月で小児科医の職を辞しました。

コロナワクチンについては、毎日流れるニュースなどで予防効果・死亡率など、まったく良い予防接種になるとは思えませんでした。小児への投与が始まる前に辞められたことは良かったと思っています。これからを担う子どもたちがコロナワクチンの脅威にさらされることは残念でなりません。松井様のように声を大にして訴えることもせず、情けない話ではありますが、せめて自分が毒を投与しないというやり方でしか抵抗することができませんでした。

松井様の通信レポートを読ませていただくたび、このレポートが政府関係者・厚生労働省関係者の手には届かないのだろうか？　と思う毎日です。そもそも、医療が政治主導の計画で進められていることに疑問を感じます。たくさんの予防接種薬を国の予算で購入してしまったら、それを使うしかありません。それが上手く運ぶように依頼され、報道場面に出て来ている医師もたくさんいるのではないでしょうか。自分自身の売名行為や収入増加もその裏にはあるように思われます。

「本当に手洗い・嗽・マスク着用・予防接種に効果があるの？」そんなふうに疑問に思っている医療従事者もたくさんいると思います。でも声を大にして言えない。逆らうことで生じるマイナスを危惧しているからだと思います。誰も裸の王様の裸を指摘できる男の子にはなれないんです。

今の私も同じです。「何かしなければ……、何か変えなければ……」とは思いながら、手段がありません。無力です。この手紙は、そんな頭の中にある一杯の思いをまず伝えてみようという考えで書き始めました。読んでいただけないかもしれませんが、まずは自分が一歩歩み出すことから始めたいと思っています。

今回の終息しないコロナ禍の流れは、コロナ感染症が独立した騒動ではないと私は捉えています。私はどの宗教の信者でもありませんが、〝神〟の存在は信じています。神というより全世界を大きく包む宇宙のような存在があり、私たちすべての生き物のあり様を見守っていると思っています。

松井様のように科学的根拠で証明することはできないのですが、神戸の震災以降それを強く感じるようになりました。どう私たちが起こった困難に対して問題を解決するか、私の言う〝神〟が遠くから眺めている。神戸の震災では、建物の崩壊・火災・たくさんの死亡者が出ました。

復興の手段として、新たな街造りをしましたが、大きなビルに今までの商店を集約させる計画は見事に失敗しました。次の東日本大震災が起こった際に、復興をテーマにした番組がありましたが、そこで紹介された神戸の復興は、何店舗も閉鎖したビルでした。そこで暮らす方々にとっては、そのような復興は望んでいなかったんだと思います。

有識者・政治家が話し合ってプランし、そこで生活をされていた市民の方々の思いに目を向けていなかったせいだと思います。そこには多額の資金やたくさんの寄付金が使われていたんだと思います。それを生かすことができなかったんだと思います。私の言う〝神〟が遠くから眺め、「違う！」と判定を下したんだと思います。それが、次の東日本大震災の神からの課題だったんだと思います。

今度は、震災・津波に加え、原発施設の崩壊です。さらに大きい課題を私たちに与えました。原発被害は、被害を受けた東北の方には申し訳ないのですが、「本当に必要な大切な準備を忘れている」と神様が与えた課題だと私は思います。

原発施設を東京電力から引き受けた東北は、万が一の原発に関わる事故のために準備金を受け取っていたと思います。その資金を本当に大切なことに使えていたのでしょうか？崩壊が起こっても一時避難が可能な施設こそ設置が必要だったんではないでしょうか？　原発の崩壊が起こって、市民は被害に遭わない周囲への避難を余儀なくされました。「すぐに避難できる安全な施設の準備」にこそ費用を投入すべきでした。

被害を受けられた東北の方には申し訳ない言い訳ですが、お金が入って町が潤って、「万が一なんて起こらないさ！」と思っておられた方も多かったのではないでしょうか？　また、「万が一！」を危惧しながらも反対意見を述べずに我慢して、結果自分も被害に遭ってしまった方もたくさんおられたのではないかと思います。

除染にしてもあのやり方で良かったのでしょうか？　薄くして、一部は広い海に流れ、一部はゴミの山になって積み上げられています。放射能の減衰には孫・曾孫の代まで時間が掛かります。日本は狭い国ですが、それでも空いている場所に建物は建てられ、その後、住んでいる人が次々と退去し廃墟となっている場所はたくさんあります。原発事故の前に、被害には合わない場所に町全体で引っ越し、元の町はそのまま外周を閉鎖し、様子を見ることもできたのではないでしょうか？

除染してもたくさんの方が「万が一病気を発症しては……」を危惧し、戻れないでいます。薄まったから病気を発症しないわけではありません。長期に曝露されていれば発症の危険はあります。防護服を着けているとはいえ、その危険を広げるだけのやり方を選択してしまったのではないでしょうか？

私はより正しい方法を選択できない私たちに、次に神様が与えた課題がコロナ感染症だと思っています。松井様は、科学的・経済的・政治的根拠で起こったことを述べられていますが、私は私の思う神にそう誘導されていると思っています。今度は、一部の地域に限って課題を与えたのではなく、全世界に課題を与えました。

日本での発症は、中国で発症し始めたときの帰国希望の方々への対処の失敗がキーポイントだったのではないかと思います。「帰りたがっている人がいる」が優先され、政治の力が働いてしまいました。医療独自の判断は優先されなかった。結果、日本でも感染が拡大し、たくさんの大事な命が奪われました。もし、中国からの帰国希望者に対して、感染がないことを十分確認できる期間の待機を説得し、今感染が起こっていない日本の全国民を守っていたらこんなことは起こったのでしょうか？　そのために、たくさんの医療従事者も派遣され、医療の現場も混乱してしまいました。その判断の過ちを振り返ることもなく、誤った対応が続いています。

　少し状況が良くなれば、報道は次々と娯楽や食べ物をはじめとする買い物情報を流しはじめます。報道サイドにしてみれば少しでも視聴率を上げたいから、視聴者にしてみれば少しでも得なら「我先に！」と動きはじめます。それは感染を再燃させるだけです。何度となく感染拡大の波が起こり、そのたびワクチンの必要性を訴え、害にしかならないワクチンを何回も打つことを政府は奨励します。

　一度も打っていない方の感染率など、まったく報道されることはありません。ワクチンを購入してしまった政府にしてみれば、打たない人が増えれば、多額の予算を浪費しただけになってしまいます。どんな害を与えるワクチンでも消費以外の方法しか取れません。

　このワクチンが消費される状況下では、コロナワクチンの研究は進みません。ある物で間に合って儲かるなら、決して研究費用をかけて本当に良い物を作ることはしないと思います。しかし良い方向に流れないから、コロナウイルスの終息の目途は一行に立ちません。

　まず、個人個人が自分自身の感染予防のために何をしたら良いか？　熟慮すべきです。公表されている予防策だけに任せておくのではなく、その方法を自分なりに検討すべきです。良いと思われる方法は受け入れ、改善すべき点には意見を述べ、自分自身が行って良いと思われる方法は広げていくべきです。

臨床に携わっていたころ、インフルエンザ流行期には受診される親御さんと子どもたちに予防策をいくつか必ずお話ししてきました。たとえば、ウイルス侵入を防げるものではないが、マスクの着用は咽頭粘膜の湿潤や吸気の空気温を上げ、基礎体温の上昇に効果があり十分な予防効果があること、手足・首元の保温に注意を払うこと、お腹部分を冷やす衣類の着用方法は避け、お腹を温める食べ物を摂取することなどです。

たくさんのインフルエンザ患者様を診察しながら、私自身はインフルエンザ予防接種を受けていませんが、感染も回避できていました。そんな生活習慣が医学知識より大切だと思い訴え続けても、ほとんどの方には賛同いただけないままの28年間の医者人生でした。

先を生きて来た方々が、経験から学び、伝えてきてくださったことに本当に大事な情報が隠れていることを検討しようともしない人々が増え、新しい情報のみに「我先に……」と飛びつきます。ウイルス感染に対する効果がない抗生剤を投与したり、湿疹にまずステロイド外用薬を出したりする医院は予約で満杯で、診療を受けることができない子もいる。それに対して、発熱への対応方法や皮膚の湿疹に対する洗い方、使う石鹸や皮膚の手入れ法を時間を掛けて説明する私の診療所は、いつもガラガラでした。

コロナ感染症でどの医療機関でも逼迫していたころ、私が非常勤をしていた診療所は閑古鳥状態でした。何だか虚しい思いのなか、仕事への報酬を受け取ることにもためらいを感じるようになり、職を辞することにしました。

私は、「人がヒトを診て診断し治療をする」医者の仕事を価値ある仕事と思い、30歳で医学部に入学し、36歳で医師になりました。医師の世界に入って、その世界を内側から見て初めて私の思いとは違う面がたくさんあることに気づきました。古い慣習にとらわれ、新しい発想を受け入れることができない方が多く、人の思い（とくに上司）を忖度し、意見を述べない人がほとんどでした。今まさに迅速に判断しなければいけない状況下、医者同士が顔を見合わせている。医者全員が、患者様の方を向いて議論すべきなのに……という場面は何度もありました。

今は、医者同士だけでなく、政治家やマスコミの方々にも忖度して本音を言わずにいます。これではコロナ感染症の終息の見通しが立たないのは当たり前です。寒さが深まるなか、新規感染者の数は多数に及んでいますが、少しずつその数に関心を寄せなくなっているように思います。

経済状況に関しても私の思う神は、きちんと問題を提起していると思います。バブルの崩壊やリーマンショックは、その表れではないでしょうか？　それ以前の経済成長は、急ぎ過ぎる人間への警告だったんではないでしょうか？　大きな落ち込みの後、目指す方向は正しかったのでしょうか？　無理をすることが、また新たな落ち込みを生んでいるのではないか？　そのように思います。

人々は元に戻すことばかりを焦り、失敗から新たな目標を検討しないように思います。政府も姑息な援助のみを提案します。下手な支援金は、本当に役立っているのでしょうか？　それを不当に得ようとたくさんの犯罪が生まれてしまいました。裕福で支援金の必要のない人は、贅沢品を得るためにそれを使っています。苦しい人にとっては焼け石に水です。安易に人からの支援のみを求め出します。みんなが苦しいなら、それぞれが自分の足で立つことが必要なんじゃないでしょうか？　それぞれがその場の足元を確認し、足元の地固めをして歩みはじめる必要があるのではないでしょうか。まず自分が立ち、意を同じくする人と手を組み、力や知恵を共有し、歩みはじめるべきではないでしょうか？

政府の支援金は、単にその後の選挙の「わが党に1票！」を考えているとしか思えません。本当に国民一人ひとりのためにはなっていない。コロナで外食の制限が加わったとき、たくさんのお米が残ってしまいました。ある局のコメンテーターは、経済が動いていないことの現われだと説明していましたが、本当にそうでしょうか？　そのお米は、本当に消費されるべきお米だったんでしょうか？　ここ数年、次々に新種のお米が紹介されます。その宣伝に人々は興味を持って飛びつきます。外食で利用されていた分は、余ると捨てられていて、それで損が出ないように値段が上乗せされているだけではないでしょうか？

コロナで大幅に人口が減ったわけではありません。家の食事では、無駄にならないように節約してお米を炊いていたら、要らなくなった分が増えただけです。食べることさえできない国の子どもたちは、その残ったお米で助かるのです。経済が動いていないからと言って、積み上げられたお米を見ても本当に必要な所や人にはまったく目が向かない。とても残念です。

いろいろな場面を見るたび、近ごろは放送局に意見として投稿したりしています。でも、誰の扉も開かない。もどかしいです。64歳の今になって、今までを振り返って、最後の一言を言わないできたことが本当に良かったのか？　と思っています。身近なことについても一言言っていたら、そしてその方向に進んでいたとしたら、今より良い結果が出ていたんではないか？　と思うことが私にはたくさんあります。

「最後の一言が言えない！」ずーっとそう思って生きてきました。その最後の一言を今はどんな形でも、たとえ身近にいる人々との仲にヒビが入ることになっても、これからは伝えてみようと思っています。

私の考えが異端で、〝変わり者〟と言われても、残された人生、もしかしたらその一言が一部の方々の救いにはなるかもしれない。だから、思ったことは伝えていこうと思っています。伝えるための手段はまだ迷いのなかにあるのですが、その一つとして松井先生に先ず手紙を書いてみようと思いました。

・――・――・――・――・――・――・――・――・

谷津静江さんだけではありません。全国のミミテック会員や私の本の読者であるクリニックの院長や医師からもたくさんのお便りが届き、セミナーへの参加も増えています。全国の東洋医学の治療院の院長からも届いています。なかには、立場上、声を大にできず苦しんでいる国公立総合病院の医師たちもいます。

谷津静江さんや、田中正剛さん（3章で紹介）など、今までは一人ひとりが点の存在でしたが、今後は線となり、面となって、つながってゆくでしょう。さらにその動きは加速し、日本も世界も大きくダイナミックに変化し、まさに世の中がひっくり返るパラダイムシフトの時代に入るでしょう。

おわりに

本書の執筆にあたり、監修に携わっていただいた医学博士の小島弘基先生、東洋医療の立場からご協力いただいた田中正剛院長、イラスト・デザインを担当していただいたキャッツイヤー代表の石崎未紀さん、社長自ら正月・休日返上で編集いただいたコスモ21の山崎優社長に感謝申し上げます。

さらに、終章にご登場いただいた小児科医の谷津静江さんからの投稿や、全国９０００人の会員の皆様からのレポートや情報など、たくさんのご協力をいただけたことに感謝申し上げます。また、私が直接担当する全国での10数種類のセミナーの参加者や、ボーカリストのＳａｔｏｍｉ（北川都巳）さんが担当する丹田ボイストレーニング教室の参加者、札幌のミミテック教室（楽学の森）代表の児玉啓江さん、ソマチッド研究のパートナーである波多野昇さん、全国のミミテックインストラクターの皆さんにもご協力いただけたことを感謝申し上げます。

２０２３年１月

松井　和義

監修の言葉

ワクチンの副作用・副反応に関しては、奇異な血栓症、心筋炎・心膜炎などを呈する血管内皮細胞の傷害の関与が国内外で報告されています（ただしマスコミ報道はされません）。血小板減少症だけでなく、原発巣の奇異なガンや、元々あった高齢者などの進行の遅いガンが接種後に暴走すること、甲状腺の異常、自己免疫疾患の発症や悪化（ただしすでに免疫抑制剤やステロイド治療を受けている人には生じ難い）、原因不明の肝機能障害、筋痛症や神経炎の発症や悪化およびそのための四肢や体幹の身体機能の障害、うつ症状、老化原因不明の浮腫などが起こるなど、さまざまです。

それらは接種後数日で生じるものから、数カ月後に遅れて生じるものまであり、軽症から車イスや入院・死亡に至ることもあります。それらは、プラセボ（偽薬）のような本人の思い込みレベルで起こる症状ではなく、れっきとした疾患レベルで起こるものです。しかし現在の実際の臨床現場での検査程度では、原因を明らかにすることは困難で、医学的エビデンスがまだまだ足りないため、臨床医の判断に依るほかありません。人体は小宇宙と言われるが、宇宙同様に現代でも解かっていることは恐らく全体の４割程度です。そのため専門家の実在の経験や分析や判断に依るところが大きいのです。

治療法は、もっとも消炎する力があるステロイドや各種抑制剤、調整剤でコントロールしつつ自己治癒力での自然回復を待つなどです。ステロイドは本来副腎から分泌され、さまざまな自然修復機能がありますが、実際にはかなり損なわれていると推察されます。

自然治癒力を発揮するためには一言で言うならデトックス（解毒）がいちばん大切です。自然治癒力は本来なら傷害され改変された遺伝子すら修復して元通りにする作用力があると考えられており、まだまだ現代医学では説明がつかなくても、実際には変異した遺伝子が元通りになって問題が無くなることが認められています。そのような天然自然に誰にも備わっている微妙で不可思議なシステム、それを円滑に発動されるためにいちばん大切なのがデトックスであるといえます。

本書で紹介されているデトックス法のほかに、さまざまな方法が世間にはあります。古には味噌や藻塩があり、無農薬玄米（早生玄米がなお良い）、発酵玄米、無農薬雑穀米、治癒補助力のあるさまざまな水、良質なミネラルの摂取、水素吸入、精油吸入や塗付、音波（さまざまな周波数）、太陽光、内臓調整（内臓整体）、ヨーガ・太極拳・操体法・自彊術、陶板浴（岩盤浴とは異なる）、ゴッドクリーナー（毛穴や足底から解毒）などです。それらから自分に効果がある方法を組み合わせることで、本来身体に備わっている解毒作用を促進させることができます。

その基礎条件となるのが腸内環境です。長い小腸内の食物の状態を、腐敗ではなく発酵に転換させせます。良質な臭みのない発酵は基本的には植物性の食べ物で起こるため、それを考慮して小腸内に食べ物を送り届けるようにします。発酵中の樽に動物性エキスが混入すると樽内は上手く発酵できなくなり腐敗します。どんなに唾液・胃液・胆汁で消化しても、とくに動物性脂肪を多く摂取することで起こります。

小腸内発酵を促進する方法の一つが手作り酵素（手作りでないと効果がかなり減少）であり、その発酵促進には強アルカリ海洋深層水（テン・エンタープライズ社）も有効です。デトックスを含め、こうしたことは、じつは簡単に行うことができます。自分に効果があると思える方法を組み合わせるだけでいいのです。根本的な治癒力は身心の中に初めからあるからです。

しんまち総合クリニック（青梅市）院長
明星会メディカルセンター・デトックスコジマ東京青梅所長　医学博士　小島　弘基

参考文献

『副作用死ゼロの真実』近藤誠著　ビジネス社
『コロナによる死と毒された免疫システム』ロバート・ギブソン著　ヒカルランド
『五六七の仕組』中矢伸一著　徳間書店
『医師が臨床する珪素の力』日本珪素医療研究会著　青月社
『コロナワクチン接種者から未接種者へのシェディング(伝播)—その現状と対策』(高橋徳著　ヒカルランド
『誰でもできる感染症対策！樹齢千年「桧・ひば精油」で免疫力超アップ』松井和義著・小島弘基監修　コスモ21
『52歳で折返し１２０歳で現役 丹田発声・呼吸で医者いらず』松井和義著・小島弘基監修　コスモ21
『若返りと長寿の根本　光・丹田呼吸で免疫体質』松井和義著・小島弘基監修　コスモ21
『免疫を破壊するコロナワクチンの解毒法』松井和義著・小島弘基監修　コスモ21

【監修者プロフィール】

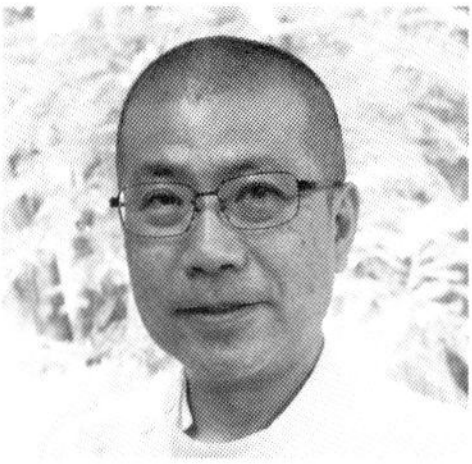

小島 弘基（こじまひろもと）

医師、医学博士

【経歴】


1990年（平成2年）藤田保健衛生大学（現藤田医科大学）医学部卒業後、同大学病院医員。

1996年銀座医院副院長兼整形外科部長、1999年多摩整形外科内科院長を経て、現在は「しんまち総合クリニック」院長、明星会メディカルセンター・デトックスコジマ東京青梅所長。

当初から総合診療医・かかりつけ医を志し、さまざまな学習と経験を積み現在に至る。根本的な回復改善を重視し、東洋医学と西洋医学の融合を目指している。


【著者プロフィール】

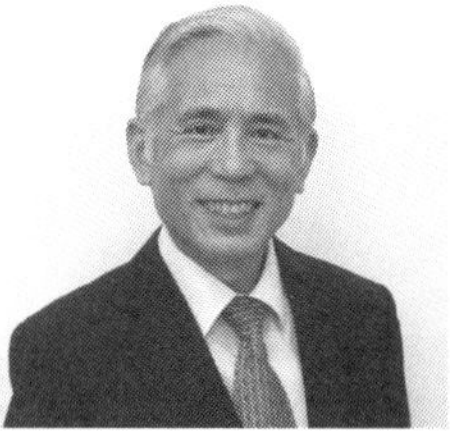

松井 和義（まついかずよし）

昭和26年愛知県生まれ。高知大学在学中より能力開発の研究を始める。昭和62年より経営者協会後援のもとトップマネージメントセミナーを主宰。平成9年11月より本格的な脳科学の研究と「ミミテックメソッド」をスタート。その後、実践脳科学提唱者として脳と身体の潜在能力開発法の指導を行なう。

さらに、長寿食・予防医学指導家として健康指導にも注力している。現在、㈱ミミテック代表取締役。

主な著者として『常識が変わる200歳長寿! 若返り食生活法』『樹齢千年の生命力「森の香り精油」の奇跡』『改訂版 誰でもできる感染症対策! 樹齢千年「桧・ひば精油」で免疫力アップ』『52歳で折返し120歳で現役 丹田発声・呼吸法で医者要らず』『若返りと長寿の根本 光・丹田呼吸で超免疫体質』『免疫を破壊するコロナウクチンの解毒法』（以上コスモ21刊）等多数。

【協力者プロフィール】

田中正剛（たなかせいごう）

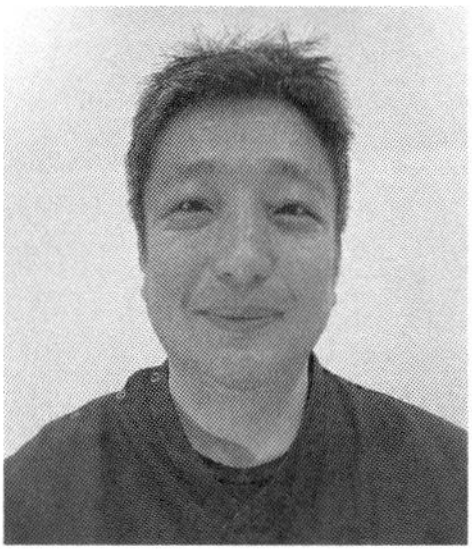

1973年生まれ。鹿児島鍼灸専門学校卒。運動療法機能訓練士、OMT（オステオパシーメディカルセラピスト）、入谷式足底板上級セラピスト、エソテリック・ヒーリング上級セラピスト。

幼少期より西洋医学と東洋医学を業とする両祖父から治療を受けながら育ち、二つの医学を組み合わせた統合医療を志す。19歳より、臨床現場に入り研鑽を積 んでいる。

現在は東洋医学思想に西洋医学的知識を加え、さらに量子医学の最新知見を加えながら臨床家として日々患者と向き合っている。

現在、田中はり灸マッサージ治療院院長。株式会社Breath of Life代表取締役社長。

http//www.t-s-hand.jp

コロナワクチン「毒」からの脱出法

2023年2月13日　第1刷発行
2023年5月11日　第2刷発行

監　修――小島弘基

著　者――松井和義

協力者――田中正剛

発行人――山崎　優

発行所――コスモ21
〒171-0021　東京都豊島区西池袋2-39-6-8F
☎03(3988)3911
FAX03(3988)7062
URL https://www.cos21.com/

印刷・製本――中央精版印刷株式会社

定価はカバーに表示してあります。

ISBN978-4-87795-424-6 C0030